Travail du Laboratoire
de Pathologie expérimentale et comparée
de la Faculté de Médecine de Paris
et du Laboratoire de Bactériologie
de l'École de Médecine de Nantes

L'ERYTHROBACILLUS PYOSEPTICUS

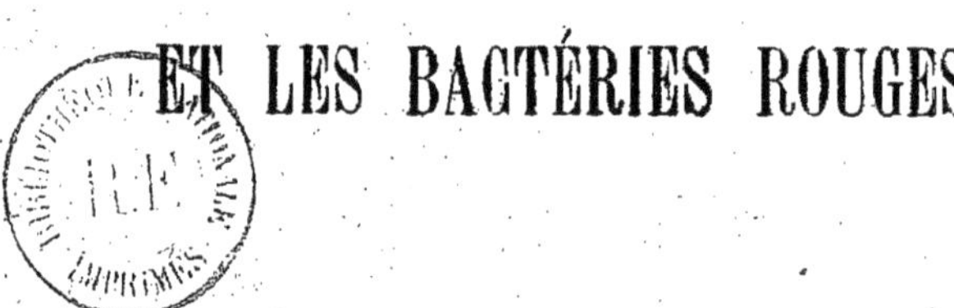

ET LES BACTÉRIES ROUGES

PAR

le Dr Louis FORTINEAU
DE LA FACULTÉ DE MÉDECINE DE PARIS
Ancien Préparateur de Bactériologie à l'École de Médecine de Nantes
Ancien externe des hôpitaux de Paris

PARIS
HENRI JOUVE, LIBRAIRE-ÉDITEUR
15, Rue Racine, 15
1904

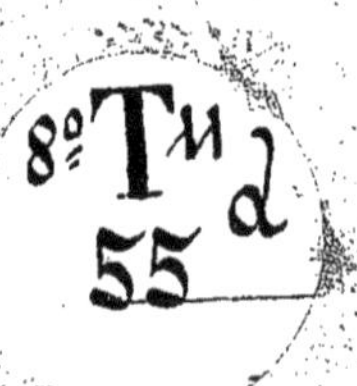

A Monsieur le Professeur Tho
Hommage de l'
L. Fortineau

Travail du Laboratoire
Pathologie expérimentale et comparée
de la Faculté de Médecine de Paris
et du Laboratoire de Bactériologie
de l'École de Médecine de Nantes

L'ERYTHROBACILLUS PYOSEPTICUS

ET LES BACTÉRIES ROUGES

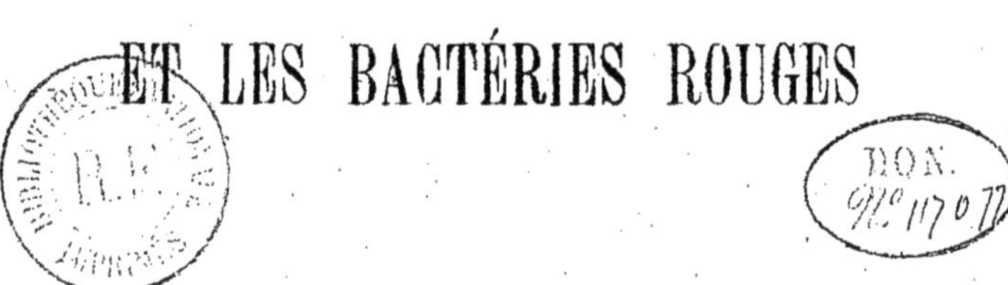

PAR

le Dr Louis FORTINEAU

DE LA FACULTÉ DE MÉDECINE DE PARIS

Ancien Préparateur de Bactériologie à l'École de Médecine de Nantes
Ancien externe des hôpitaux de Paris

PARIS

HENRI JOUVE, LIBRAIRE-ÉDITEUR

15, Rue Racine, 15

1904

A LA MÉMOIRE DE MA MÈRE

A MON PÈRE
dont l'appui éclairé nous a permis de mener à bien ce travail.

A MES PARENTS ET AMIS

A MES MAITRES DE L'ÉCOLE DE MÉDECINE
ET DES HOPITAUX DE NANTES

A MES MAITRES DE LA FACULTÉ DE MÉDECINE
ET DES HOPITAUX DE PARIS

A MON PRÉSIDENT DE THÈSE

MONSIEUR LE PROFESSEUR CHANTEMESSE

Membre de l'Académie de Médecine
Professeur d'Hygiène à la Faculté de Médecine de Paris
Officier de la Légion d'Honneur.

Le bacille que nous avons étudié fut isolé au cours de recherches bactériologiques sur la désinfection du linge de corps. Ces recherches nous avaient été demandées par M. le Dr Tachard, alors Directeur du Service de Santé du XIe Corps d'armée, qui poursuivait de son côté des recherches analogues. Nous le remercions de nous avoir fourni l'occasion de faire notre travail et lui témoignons toute notre reconnaissance pour la bienveillance qu'il nous a toujours montrée.

Nous remercions aussi M. le professeur Rappin, Directeur du Laboratoire de Bactériologie de l'Institut Pasteur de la Loire-Inférieure, Professeur à l'Ecole de Médecine de Nantes, pour son enseignement si élevé, ses conseils éclairés et les nombreuses marques de sympathie qu'il nous a données pendant les deux années que nous avons été son préparateur.

Nous exprimons notre reconnaissance à nos maîtres des hôpitaux et de l'Ecole de Médecine de Nantes, parmi lesquels nos chefs de service, M. le professeur Malherbe, Directeur de l'Ecole de Médecine, M. le professeur Vignard et M. Maurice Bureau.

MM. les Professeurs Mirallié, Guillemet, Ollive et Poisson, MM. Amédée Monnier et Gustave Bureau ont droit à nos remerciements sincères pour leur affabilité et les conseils qu'ils n'ont jamais cessé de nous prodiguer.

Notre travail, commencé à l'Ecole de Médecine de Nantes, a été continué et terminé au Laboratoire de Pathologie expérimentale et comparée de la Faculté de Médecine de Paris. Nous adressons nos sentiments de vive gratitude à notre Maître, M. le professeur Chantemesse, qui pendant deux années nous a ouvert son laboratoire et nous fait aujourd'hui l'honneur de présider cette thèse.

Nous prions nos maîtres dans les hôpitaux de Paris, M. le professeur Cornil, MM. Lion, Le Noir, Brocq, Dufour et Sergent, dont nous avons été l'externe, de croire à toute notre reconnaissance pour leur enseignement précieux et la sympathie qu'ils nous ont toujours témoignée.

Nous adressons nos remerciements à MM. les docteurs Bezançon, Griffon et Marcel Labbé, pour leurs bonnes leçons, et à MM. les docteurs Roux et Binot de l'Institut Pasteur pour la bienveillance avec laquelle ils nous ont donné leur avis sur notre bacille.

Nous devons enfin remercier ceux qui nous ont aidé dans nos recherches et éclairé de leurs conseils, MM. les Docteurs Henri Malherbe, de Nantes, et Ségall, moniteur à la Faculté de Médecine de Paris, qui ont bien voulu examiner nos préparations histologiques ;

Jeannin, chef de clinique à la Clinique d'accouchements Tarnier, notre maître et ami, qui nous a encouragé et guidé dans nos recherches sur le passage du bacille à travers le placenta ;

Georges Allaire, chef du service d'Electrothérapie des hôpitaux de Nantes, avec l'aide de qui nous avons pratiqué nos examens spectroscopiques;

Charles Fortineau, notre frère, et Louis Soubrane, qui ont bien voulu contrôler certaines de nos expériences; M. Monpillard, qui a exécuté les belles microphotographies ci-jointes.

L'Erythrobacillus Pyosepticus et les Bactéries Rouges

Il existe dans la nature des pigmentations rouges, développées principalement sur les substances alimentaires et considérées autrefois comme des phénomènes surnaturels. Nous savons aujourd'hui que la plupart de ces colorations sont produites par des microbes chromogènes.

C'est ainsi que, pour citer seulement quelques substances, le pain et les matières amylacées, les œufs, les poissons, le lait, sont susceptibles de rougir, le germe causal ayant été apporté par l'air, par le contact d'objets souillés, par l'eau, etc.

La plupart des micro-organismes isolés dans ces cas sont des saprophytes, et leur étude a été déterminée par leur propriété chromogène ; il nous a été donné d'isoler un microbe rouge pathogène, qui en raison de cette dernière particularité nous avait paru digne d'une étude spéciale.

Or, en approfondissant certains côtés de la question, nous avons observé des faits intéressants au point de vue biologique : nous voulons parler du passage rapide du bacille à travers le placenta, de l'influence présentée par certains antiseptiques sur le développement macroscopique du microbe et de l'étude expérimentale de ses produits solubles. Nous nous efforcerons, en étudiant ces différents points, de développer les réflexions qu'ils peuvent suggérer si on les envisage dans leurs rapports avec la pathologie générale.

Le microbe fut isolé en août 1901, au cours des recherches portant sur la désinfection du linge de corps. M. le Dr Tachard, alors Directeur du Service de Santé du XIe Corps d'Armée, ayant entrepris un travail sur ce sujet, nous avait confié l'examen bactériologique d'une chemise lavée et lessivée de la façon habituelle à l'Hôtel-Dieu de Nantes ; l'eau qui avait servi au lavage provenait du service d'eau de la ville ; c'était à ce moment de l'eau de la Loire non filtrée.

Un morceau de 1 centimètre cube de la chemise, immergé dans un litre d'eau distillée, nous permit de faire une analyse quantitative ; une autre pièce de mêmes dimensions fut plongé dans un litre de bouillon de bœuf stérilisé, qui, après un séjour de 24 heures à 37°, nous servit à pratiquer des inoculations.

L'examen quantitatif nous donna, comme nous devions nous y attendre, sur plaques de gélose, une énorme quantité de colonies dont quelques-unes étaient colorées en rouge : les cobayes inoculés dans le tissu cellulaire et dans le péritoine avec 1 centimètre cube de bouillon ensemencé, ainsi qu'il a été dit, succombèrent en quelques heures, alors que des expériences précédentes, portant sur des chemises différentes, n'avaient donné aucun résultat. Le bouillon doué de cette virulence était fortement troublé, mais l'odeur qu'il dégageait était supportable.

En présence de ces faits, il était permis de supposer que les animaux avaient succombé à une infection colibacillaire. Notre étonnement fut grand, en pratiquant l'autopsie de l'un des cobayes inoculés sous la peau, de trouver le tissu cellulaire envahi par un œdème rouge, abondant surtout au point d'inoculation. Cette coloration était due vraisemblablement à un microbe chromogène développé chez l'animal à la faveur de l'infection précitée.

Or, des tubes de gélose ensemencés avec le sang du cœur des animaux nous donnèrent de superbes cultures pures du bacille rouge trouvé dans l'analyse quantitative.

Nous pouvions dès lors affirmer que le microbe rouge était doué de virulence : il restait à savoir si cette propriété n'avait pas été exaltée par des influences extérieures, si elle n'était pas sujette à des variations. L'expérimentation nous a montré qu'elle s'était un peu atténuée au bout de quelques mois dans les cultures conservées par repiquage. Néanmoins, le fait que cette virulence première peut être récupérée par des passages d'animal à animal, et celui de persister indéfiniment, sans voir l'atténuation augmenter, permettent de considérer cette fonction comme une des caractéristiques du bacille.

Le 18 janvier 1902, nous fîmes paraître dans la *Gazette Médicale de Nantes* une note préliminaire sur ce germe ; depuis nous avons poursuivi nos recherches, dont nous présentons aujourd'hui les résultats. Après l'avoir étudié, nous terminerons en faisant un examen comparatif de notre microbe et des bactéries rouges connues.

Pour rappeler ses propriétés biologiques, nous le désignerons sous le nom de « Erythrobacillus pyosepticus ».

I

MORPHOLOGIE

Le bacille, arrondi aux extrémités, a une longueur de 2 μ 1/2 sur une largeur de 0,3 μ.

Quelques individus sont segmentés à leur partie moyenne. Dans certains points, les deux moitiés se séparent nettement et s'arrondissent ; elles forment de nouveaux éléments dont plusieurs apparaissent isolés dans la préparation. On peut suivre ainsi les différentes phases de l'évolution du germe qui se multiplie par scissiparité. Dans les cultures âgées, il prend des formes allongées, en navette, présentant

Erythrobacillus Pyosepticus

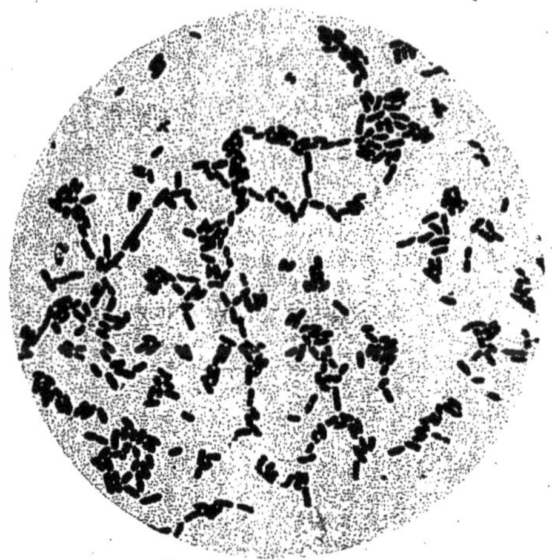

Culture de 2 jours en bouillon.

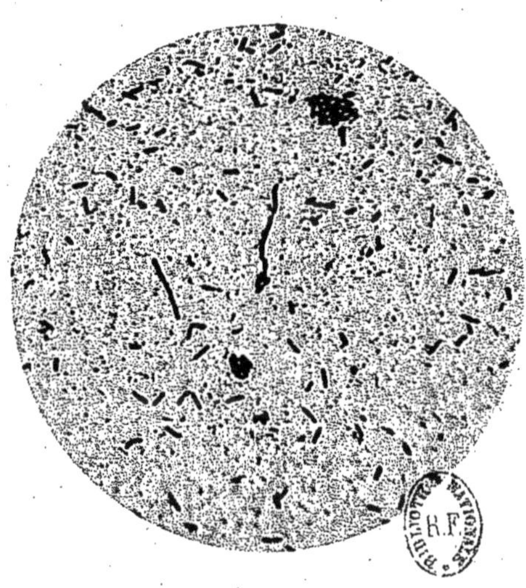

Clichés Monpillard

Imp. Berthaud

Réensemencement sur gélose d'un bouillon de culture additionné d'acide benzoïque à 4 0/00 et âgé de 2 mois.

parfois un espace clair en son centre ; ce caractère existe quelquefois dans les cultures jeunes.

Il ne semble pas former de spores.

Nous reviendrons sur ce point en étudiant la résistance du microbe à la chaleur.

Il présente dans les milieux liquides de rapides mouvements d'oscillation et de déplacement longitudinal ; ces mouvements sont moins vifs pour les germes développés en milieux solides.

Nous n'avons pu, par les méthodes habituelles, mettre en évidence la présence de cils vibratiles.

Coloration. — Il se colore bien par les couleurs basiques d'aniline en solutions phéniquées ou hydro-alcooliques, et ne prend pas le Gram.

II

CULTURES

Le bacille se développe facilement dans les milieux ordinaires.

Il se contente d'une très faible quantité d'oxygène pour vivre, néanmoins la culture est impossible dans le vide absolu.

Le microbe pousse abondamment à 37° ; c'est à cette température que les cultures arrivent le plus rapidement à leur complet développement (trois jours environ). Si on considère au contraire la production du pigment, l'optimum de température à ce point de vue paraît être entre 19 et 25°. Nous reviendrons sur ce point en étudiant l'action de la chaleur sur la fonction érythrogène du microbe.

Bouillon. — A la température de la chambre (19°), le bouillon présente en 6 heures un trouble léger qui s'accentue rapidement ; au bout de deux jours, on voit se produire un voile mince, irisé, formant un anneau rouge adhérent au verre à la surface du liquide : le bacille semble se développer de préférence dans les parties superficielles du milieu ; indépendamment de la formation du voile, qui dénote une affinité spéciale du microbe pour l'oxygène, il est facile, en effet, de constater au niveau du tiers supérieur du bouillon un trouble beaucoup plus accentué que dans la profondeur.

Le pigment peut se borner à l'anneau coloré et à un dépôt rose ; mais, dans certains cas, le voile est un peu plus épais, rosé, présentant par endroits des gouttelettes rouges ; les parties superficielles prennent peu à peu une coloration rosée qui diffuse dans la totalité du milieu en six jours environ, lui donnant une teinte vieux rose, et formant au fond du tube un dépôt rouge.

En 15 jours, le bouillon prend dans ces conditions une teinte rose rouge. Signalons en passant une pigmentation rouge sang quelquefois obtenue dans ces conditions.

Dans la plupart des cas, le bouillon présente au bout d'un mois une coloration jaunâtre ; l'anneau est encore apparent et le dépôt prend une teinte violacée.

A 37°, il se trouble faiblement en 4 heures ; après 24 heures, son aspect est celui d'une culture de colibacille de même âge ; il se forme à la surface un liseré adhérent à la paroi. Le milieu reste incolore jusqu'au second jour, et prend ensuite une teinte rose. Il se forme en quelques jours un dépôt violacé au fond du tube ; si on laisse la culture à l'étuve, le bouillon ne tarde pas à se décolorer.

Dans certains cas, le germe se développe à l'étuve sans former aucun pigment. Nous avons noté parfois la consistance filante du dépôt formé dans les vieilles cultures.

Gélose. — A la température de la chambre (19°) on observe en huit heures un léger développement ; la culture est rose ; elle s'élargit en se pigmentant, et, en 24 heures, elle offre une coloration comparable à celle du corail rouge ou de certaines cires à cacheter, mais c'est seulement au bout de trois jours que son développement est complet ; elle est moins abondante qu'à l'étuve, et prend avec l'âge une teinte rose violacée Nous reviendrons plus loin sur les variations du pigment sous l'influence de la chaleur, en étudiant les propriétés biologiques du microbe.

A 37°, on obtient en 6 heures une culture minime ; en 24 heures, cette culture se développe sous forme d'une bande muqueuse, large de 0,05 centimètres environ, surélevée, légèrement visqueuse, de teinte rosée ; cette pigmentation persiste généralement si le séjour à l'étuve est prolongé : dans quelques cas, en effet, la pigmentation rouge brique est apparue après un séjour de 24 heures à 37°. Si on retire le tube de l'étuve au bout de 12 heures, la couleur passe en 24 heures du rose au rouge corail, et en trois semaines environ au rose violacé.

La culture adulte sur gélose présente parfois sur ses bords des reflets mordorés analogues à ceux des cristaux de fuchsine.

Sur *gélose glycérinée,* en strie, la culture est abondante ; elle est peut-être un peu plus colorée que sur gélose ordinaire, et se décolore en un mois environ.

Sur la gélose au sang de MM. Bezançon et Griffon, la culture est à peu de chose près la même que la culture sur gélose ordinaire ; à 25°, la coloration passe en deux jours au rouge ; au bout de trois jours, elle est violacée, puis elle brunit, et en quinze jours elle est d'un violet sale ; l'hémoglobine a disparu ; enfin, au bout d'un mois, la culture présente encore une très légère teinte violacée.

Gélatine en piqûre. — A 22°, après trois heures, il se forme à la partie supérieure du trait d'ensemencement un petit entonnoir qui progresse vers la profondeur ; on voit se produire en douze heures à ce niveau une liquéfaction en doigt de gant. En vingt-quatre heures apparaît une excavation de forme ovalaire, à grand axe horizontal, ressemblant à une bulle d'air incluse dans la gelée, et surmontant un entonnoir liquéfié ; au fond, des flocons roses ; en quarante-huit heures, la liquéfaction progresse, l'entonnoir s'élargit, le pourtour de l'excavation se colore en rouge. En soixante-douze heures, le tiers supérieur de l'entonnoir est rosé ; on voit à la surface un liseré rose violacé.

En six jours, la gélatine se liquéfie de plus en plus ; les 2 centimètres supérieurs sont complétement liquides et prennent une teinte saumon ; au fond de l'entonnoir, des flocons roses ; à la surface, un liseré rouge violacé.

Après onze jours, la gélatine est complétement liquéfiée.

Plaques de gélatine. — A 22°, on voit se développer en 16 heures de petites colonies arrondies, légèrement jaunâtres, finement granuleuses, rappelant à un faible grossissement les colonies du colibacille. En 30 heures, ces colonies sont entourées d'une auréole de liquéfaction ; elles présentent une légère teinte rosée.

En 48 heures, la plaque, de coloration identique, est complétement liquéfiée ; elle devient rouge le troisième jour, puis groseille, et enfin rouge brun au bout de quinze jours.

Pomme de terre. — On obtient à 37°, en 24 heures, une abondante culture rouge vermillon ; sur les bords, elle est formée par une foule de petites colonies arrondies, confluentes, comparables au frai de poisson.

Au bout de 10 jours, la teinte passe au brun rouge.

A la température de la chambre, la coloration de

la culture peut être moins accentuée et se réduire à une pigmentation rose.

Pomme de terre glycérinée. — Ici la coloration est plutôt violacée ; certaines cultures présentent une belle coloration franchement violette rappelant celle du *bacillus violaceus.*

Sérum. — A 37°, en 24 heures, la culture est rose et offre un début de liquéfaction ; elle devient rouge en 48 heures et présente une certaine viscosité au bout de trois jours.

Le milieu est liquéfié en partie après cinq jours ; il prend en 10 jours une coloration violacée. Au bout de trois semaines, la moitié du sérum est liquéfiée, brunâtre, puis le liquide s'évapore peu à peu, et le reste du milieu ne se dissoud pas complétement.

A la température de la chambre, la culture est rose en 24 heures, large à 1 centimètre environ ; en deux jours, la coloration passe au vermillon ; en trois jours, le milieu devient visqueux ; au bout d'une semaine, il prend une teinte violacée et se liquéfie en partie après 10 jours : en 10 jours, la liquéfaction est complète, et la coloration brune.

Lait. — Le lait se coagule à 37° en 24 heures ; en deux ou trois jours, le coagulum se rétracte, nageant dans le sérum du lait, puis il se dissoud peu à peu, et, en 15 jours il a complétement disparu, sauf au niveau des parties superficielles.

A la température de la chambre, la portion supérieure du milieu devient rose au bout de 48 heures, et le lait se coagule en 7 jours environ ; le coagulum

Cultures de l'Erythrobacillus Pyosepticus

a b

(Bouillon (24 h.)

Lait (24 h.)

Sérum

(3 h.) (12 h.) (24 h.) (48 h.)

Gélatine

Gélose (24 h.)

(3 jours) (6 jours)

Gélatine

Pommes de terre (24 h.)

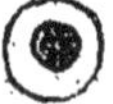

Plaques de gélatine

(Les parties liquéfiées sont en hachures)

se redissout ensuite, mais beaucoup moins vite qu'à l'étuve ; il prend un aspect gélatineux et disparaît généralement au bout de deux ou trois mois, les caillots de la surface restant inattaqués comme dans le cas précédent. Le milieu présente à ce moment une teinte café au lait ; dans certains cas, le coagulum persiste en partie, sous la forme d'une petite masse brunâtre translucide au fond du tube.

Eau peptonée. — La culture dans ce milieu rappelle celle du bouillon, mais ici le voile manque généralement ; on note seulement un anneau coloré superficiel.

Œuf cuit. — A 37°, la culture, bien développée, est rose en 24 heures ; elle passe en quinze jours au rose violacé.

A la température de la chambre, le pigment est rose en deux jours, rouge vermillon en trois jours, et devient rouge groseille en un mois.

Œuf non stérilisé. — Nous avons tenté de cultiver notre microbe dans un œuf battu aseptiquement dans un récipient stérilisé ; à l'étuve (37°), nous avons obtenu sur ce milieu quelques points rouges qui se sont décolorés en huit jours. A la température de la chambre, la surface de l'œuf est rouge en trois jours, groseille en huit et rouge grenat en quatre mois.

A 1 centimètre environ au-dessous de la surface, on voit se former à ce moment une pigmentation violette rappelant celle de la culture sur gélose du bacillus violaceus.

Dans le blanc d'œuf liquide prélevé aseptiquement et non stérilisé, le bacille trouble les parties superficielles du milieu sans le colorer, au début ; enfin, en un mois, apparaît une légère coloration rose, si le tube a été exposé à la température de la chambre.

Dans le jaune d'œuf prélevé de la même façon, milieu très favorable au développement du microbe, on obtient une superbe culture rouge sang après vingt-quatre heures d'étuve ; si on l'y laisse séjourner, elle prend en huit jours une teinte gelée de groseilles ; retirée de l'étuve au bout de deux jours, elle conserve pendant longtemps sa coloration.

Sur la *gélose au jaune d'œuf* de MM. Bezançon et Griffon, la culture placée à l'étuve (37°), est rose après 48 heures, rouge en quatre jours ; retirée de l'étuve elle se décolore en deux mois.

Dans la solution de *lécithine* dans l'eau à 1/50, le microbe se développe parfaitement et se conserve, donnant par repiquages des cultures normales.

Sur la *gélose au sang*, des auteurs précités, à 25°, la culture atteint son développement en 2 jours et présente alors une pigmentation rouge vermillon.

A 19°, elle se développe de même en deux jours, puis sa coloration passe au rouge violet en 8 jours, et au violet clair en quinze ; l'hémoglobine disparaît presque au bout de ce temps dans ses différents milieux.

Sur le *pain azyme* humide, à 19°, le bacille donne en un ou deux jours une culture rouge vermillon ;

cette culture s'étend rapidement et forme, en trois jours, de larges placards rouge carmin. Le microbe ne pousse pas sur le pain azyme desséché : l'influence de l'humidité sur le développement des bactéries apparaît ici d'une façon évidente.

L'érythrobacillus se développe sur les *fromages à la crème* en les pigmentant et en formant une culture minime : il ne pousse pas sur le fromage de gruyère, le camembert, etc.

Comme nous l'avons dit en commençant l'étude des cultures, le microbe ne pousse pas dans un vide absolu ; néanmoins, bien que le fait de former un voile et de se développer surtout dans les couches supérieures du bouillon indique une affinité assez grande du germe pour l'oxygène, on obtient facilement des colonies dans les tubes de gélose profonde et de gélose sucrée de Liborius. Il pousse de même dans la gélatine en piqûre soumise au préalable à l'ébullition et recouverte d'une couche d'huile stérilisée ; mais le développement dans ce milieu est très lent : l'évolution comparée de cette culture et d'une culture normale dans la gélatine est particulièrement intéressante à observer, car on peut la suivre pour ainsi dire pas à pas, en se basant sur la rapidité de la liquéfaction. En un mois et demi, la culture dans la gélatine recouverte d'huile est analogue à la culture de 24 heures à 19° dans la gélatine ordinaire, avec cette différence que dans le premier cas le pigment est constitué seulement par un magma brun occupant le fond de l'entonnoir de liquéfaction ; la gélatine n'est complétement liquéfiée qu'au bout de *trois mois*.

Liquide pleurétique. — Le bacille ne présente aucun développement dans le liquide pleurétique non coagulé ; au contraire, il pousse facilement dans ce même liquide coagulé par la chaleur ; il semble que le liquide dont nous nous sommes servi, et qui provenait d'une pleurésie séro-fibrineuse, contenait une substance antifermentescible à l'égard de notre microbe, substance susceptible de disparaître par la chaleur.

A la température de la chambre (19°), le liquide pleurétique coagulé se colore en rouge au bout de 24 heures ; en 8 jours, il est liquéfié en partie ; en deux mois, la moitié supérieure est liquide et présente une teinte carminée, qui devient brune en deux mois et demi. Après trois mois, le milieu conserve cette couleur, mais il est complétement liquéfié.

A 37°, le pigment ne se forme pas; on observe seulement en quatre jours une liquéfaction partielle qui ne dépasse pas le 1/5 du tube, et reste stationnaire, le milieu se desséchant rapidement.

Cultures dans les milieux minéraux. — Le microbe se développe sans former de pigment à l'étuve ou à la température de la chambre dans le liquide dont Uschinsky a donné la formule:

Eau.	1000	gr.
Glycérine	40	—
NaCl	7	—

Chlorure de calcium. .	0,1 gr.
Sulfate de magnésie. .	0,4 —
Phosphate de potasse.	2 —
Lactate d'ammoniaque.	6 —
Aspartate de potasse.	4 —

Bien que la culture soit incolore, les réensemencements sur gélose donnent naissance à des cultures fortement pigmentées.

Le milieu suivant semble plus favorable à la végétation du germe que le milieu d'Uschinsky ; il se produit en 24 heures un trouble abondant et un voile épais en deux jours :

Asparagine....................	2 0/0
Glucose........................	4 0/0
Phosphate de potasse.......	0, 2 0/0
Sulfate de magnésie..........	0, 2 0/0

Nous inspirant des recherches de Laurent sur le b. rouge de Kiel, nous avons essayé de cultiver le germe dans les solutions minérales nutritives additionnées d'une substance organique assimilable.

Le milieu minéral était ainsi composé :

Eau..........................	1000 gr.
Phosphate de potassium...	0, 75
Sulfate de magnésium.......	0, 10
Sulfate d'ammoniaque......	5

Nous y ajoutions 2 0/0 d'une des substances suivantes :

Lactate de chaux, peptone, albumine, caséine, salicine, asparagine, dextrine, tartrate d'ammoniaque, maltose, sucre. Les milieux additionnés des quatre premiers corps ont seul donné lieu à des cultures : le pigment se développait abondamment dans le milieu albumineux, les autres cultures restant incolores.

Milieux colorés. — L'érythro bacillus jouit de la propriété de décolorer les milieux additionnés de certaines matières colorantes d'aniline, telles que le crystall violet, la fuchsine, etc.

Si par exemple on ensemence le microbe en stries sur plaques de gélose colorées par le crystall violet, le résultat sera différent selon la teinte du milieu.

Sur la gélose colorée en violet clair, à 37°, le germe forme en 24 heures une bande rouge violacée ; au bout de 4 jours, les stries sont violettes ou rouge-violacées, et le milieu est complétement décoloré. Cette décoloration peut être plus longue à s'effectuer et ne s'obtenir entièrement qu'après un mois.

Sur la gélose de coloration franchement violette, la culture est moins vigoureuse ; en 15 jours, elle est d'un violet foncé, entourée d'une zone incolore peu étendue et d'une auréole située au delà de cette zone et colorée en violet clair ; au delà de cette auréole, le milieu est largement décoloré. En trois mois, l'aspect est le même.

Sur la gélose de coloration violet foncé, la culture, violette, très maigre, est entourée d'une petite auréole blanche, au delà de laquelle le milieu ne subit aucune modification.

Sur la gélose à la fuchsine, la culture développée en 24 heures a une coloration rouge sang ; elle décolore le milieu en 4 jours, restant elle-même colorée en rouge.

Avec d'autres colorants, l'éosine par exemple, le germe s'empare de la matière colorante, présentant une coloration plus foncée que le reste du milieu, mais ce dernier n'est pas décoloré : il en est de même avec le bleu de méthylène. Cette action, comme nous le verrons plus loin, est due aux produits solubles de l'érythrobacillus.

Réensemencement sur les milieux ayant servi antérieurement à une culture du microbe. — Si, après raclage avec une spatule de platine d'une culture sur gélose, on fait un nouvel ensemencement à la surface du milieu, on n'obtient aucun développement, comme si la première culture avait vacciné la gélose contre le bacille. De même, l'érythrobacillus ne pousse pas dans ses cultures filtrées : il sécrète des substances solubles qui empêchent son développement.

III

BIOLOGIE

L'érythrobacillus semble très résistant dans les cultures : c'est ainsi que nous avons pu le conserver dans des tubes de bouillon et sur gélose en strie, à l'obscurité, pendant treize mois ; réensemencés, ces germes donnent naissance à de nouvelles cultures de tous points identiques à celles que fournissent les souches soigneusement conservées par un repiquage mensuel.

Les tubes contenant ces cultures n'étaient pas scellés ; en tubes scellés, en effet, la vitalité est moindre. Dans ces conditions, le bouillon, qui donne encore des cultures par repiquage après dix mois, devient stérile en un an. La culture en strie ou en piqûre sur gélose scellée est tuée en dix mois.

La température optima est de 33 à 38°, si on considère seulement le développement des cultures ; nous verrons plus loin quelle est la température favorable à leur pigmentation.

La *dessication* paraît défavorable à l'érythrobacillus ; nous avons vu dans l'étude des cultures que le développement sur pain azyme ne pouvait s'effectuer que si ce milieu était légèrement humide ; dans le même ordre d'idées, des cultures sur gélose desséchées sur des lames de verre ont été placées à 37° ; elles étaient stérilisées entre 15 et 30 jours. A la température extérieure, elles résistent à peu près aussi longtemps. Des fils de soie immergés pendant 24 heures dans un bouillon de culture étaient stérilisés après un séjour de 2 heures à 37°.

Froid. — A 0°, le bouillon se trouble légèrement en 48 heures ; au bout de 6 jours, on peut le comparer à une culture de 24 heures de bacille d'Eberth en bouillon ; en 8 jours, il présente un développement analogue à celui d'une culture de 24 heures à 37°. Ces cultures sont incolores, mais on voit le pigment reparaître par repiquage.

Un bouillon de culture ensemencé et placé à — 16° ne présente aucun trouble appréciable après 24 heures, mais le microbe conserve dans ces conditions sa vitalité et sa propriété chromogène.

Chaleur. — α En milieu liquide. — Une température de 43° maintenue pendant 24 heures empêche le développement du germe en bouillon ; les cultures développées résistent pendant 7 heures à cette température ; elles sont stérilisées au bout de 24 heures.

Les mêmes cultures en bouillon résistent à 50° pendant 5 minutes, et sont stérilisées généralement au bout de 10 minutes à cette température. Le germe, comme on le voit, est peu résistant à la chaleur : l'absence de spores dans les cultures anciennes pouvait déjà nous le faire présumer.

A 59°, la culture en bouillon est stérilisée en 5 minutes.

β. En milieu solide. — Comme dans le bouillon, le germe ne se développe pas sur gélose à 43° ; poussée, la culture résiste également pendant 7 heures environ à cette température ; elle est tuée si on prolonge cette action pendant 24 heures.

Cette même culture est stérilisée par une exposition de 10 minutes à 59° ; au contraire, à 50°, le temps nécessaire pour la stérilisation varie entre une demi-heure et 4 heures : nous n'avons pu déterminer les causes de ces différences.

Action solaire. — La stérilisation par le soleil paraît due surtout à l'élévation de température qu'il détermine ; au mois de juillet, par exemple, les bouillons deculture ont pu supporter une insolation de 180 heures environ, sans être aucunement influencés au point de vue de leur développement ultérieur.

Ils ne résistent pasplus de 50 heures, au contraire, à l'insolation au mois de juillet, la température étant de 38° environ au lieu d'exposition des tubes.

Sur gélose en strie, les résultats sont identiques.

De plus, si la chaleur est plus forte, la stérilisation des cultures est obtenue en 24 heures à 43° et en 1/2 heure à 47°, résultats identiques à ceux obtenus en soumettant les cultures à ces températures en étuve.

Malgré ces faits, la stérilisation par les rayons solaires n'est pas due à la seule élévation de température déterminée par eux ; ils ont d'autres propriétés, comme le démontre l'expérience suivante, faite en septembre.

Au mois de juillet, le microbe résistait 4 heures environ aux actions combinées de la dessication et du soleil.

Au mois de septembre, la température au soleil étant de 43° environ, l'expérience fut reprise par MM. Louis Soubrane et Charles Fortineau ; ils exposèrent sur nos indications des plaques et des tubes de gélose et de bouillon, les uns placés dans des verres à pied, les autres plongés dans l'eau, de façon à supprimer l'action de la chaleur.

Les plaques de gélose étaient stérilisées au bout de 12 heures d'insolation ; les tubes de gélose exposés sans interposition d'écran liquide l'étaient au bout de 28 heures ; ceux qui étaient protégés par une couche d'eau résistèrent pendant 60 heures ; enfin, les tubes de bouillon, après 70 heures, ne semblaient aucunement souffrir de l'insolation.

Nous pouvons résumer en disant que les cultures sur milieux solides sont plus sensibles que les cultures liquides à l'action solaire, que l'interposition d'un écran liquide retarde cette action, et enfin que les rayons solaires agissent surtout par la chaleur qu'ils développent, mais qu'ils possèdent en outre d'autres propriétés capables de modifier les cultures, et démontrées par la stérilisation des cultures protégées par un écran liquide. Nous étudierons plus loin ces propriétés en abordant l'étude du pigment : les cultures deviennent granuleuses, se décolorent, résultats analogues à ceux obtenus par l'addition d'antiseptiques aux cultures, et décelant une altération du microbe.

Lumière. — La lumière diffuse ne semble pas entraver le développement du germe ; les cultures conservées à l'obscurité et celles exposées à la lumière diffuse ont toujours été comparables au point de vue de leur vitalité.

Action des antiseptiques.

Nous avons essayé l'influence de quelques antiseptiques sur le développement de l'érythrobacillus.

Nous résumons, dans le tableau suivant, les résultats obtenus :

	Dose nécessaire pour empêcher le développement du germe dans le bouillon ensemencé.	Dose nécessaire pour entraver le développement de la culture âgée de 24 heures.
Acide salicylique......	1/250	1/150
Permanganate de potasse......	1/150	1/100
Acide picrique.......	1/1000	1/500
Acide benzoïque.......	1/250	1/150
Iode........	1/5000	
Thymol.....	1/250	1/150
Borax......	3 o/o	4 o/o
Sublimé.....	1/1000	1/1000
Eucalyptol..	1/100	
Brome......	1/200	

D'autres antiseptiques se montrent moins énergiques : des doses de 1,20 o/o d'hypochlorite de chaux, de 3 o/o d'acide sulfurique, de 4 o/o d'acide sulfureux sont insuffisantes pour empêcher le développement du microbe. Les antiseptiques faibles ont sur les cultures et le pigment des influences intéressantes que nous étudierons plus loin.

La culture se développe dans le bouillon additionné d'alcool à 90° dans la proportion de 1 cc. d'alcool pour 10 de bouillon.

Sous l'influence de l'H, il se produit en 24 heures une culture comparable à celle du bacille d'Eberth de même âge, et le développement s'arrête à ce stade.

Le passage d'un courant de H^2S dans le bouillon, pendant une heure, n'influe pas défavorablement la culture au point de vue de son développement et de sa fonction chromogène ultérieurs.

Produits formés par les cultures. — La culture normale possède une odeur de peptone fermentée ; après 48 heures, elle contient déjà une forte proportion d'AzH^3 et d'H^2S. On y constate la formation de nitrites. Les bouillons glucosé et saccharosé fermentent ; on voit se dégager en deux jours quelques bulles de fermentation ; en quatre jours, la fermentation a cessé, il se développe un voile abondant. L'alcool formé peut être retrouvé par la réaction de l'iodoforme.

La fermentation de la lactose est inappréciable par la culture en bouillon lactosé carbonaté ; elle existe cependant, comme le démontre l'acidité du milieu qui se manifeste en deux jours.

L'érythrobacillus donne de l'indol en petite quantité, au bout de huit jours, dans les cultures en eau peptonée.

Les vieilles cultures en bouillon présentent une réaction alcaline.

La coagulation du lait n'est pas due à l'acide formé dans ce milieu. Nous avons vu en étudiant la culture dans le lait que ce milieu se coagulait sous l'influence de l'érythrobacillus. Cette coagulation, bien que coïncidant avec la production d'acide, n'est pas due à l'action de ce dernier ; car nous l'avons obtenue dans du lait alcalinisé avec de la soude ou du bicarbonate de soude, dans les mêmes conditions que dans le lait ordinaire. La dissolution du coagulum produit s'est également effectuée d'une façon normale dans le lait alcalinisé. Les substances actives de la liquéfaction du caillot formé semblent être renfermées dans le sérum ; si on décante, en effet, ce dernier après deux jours, le coagulum ne se redissout plus.

La coagulation du lait est fonction des produits solubles du germe, comme nous le verrons en étudiant la toxine.

IV

PIGMENT

En étudiant l'aspect des cultures dans les différents milieux, nous avons signalé les diverses colorations qu'elles peuvent présenter.

Nous n'y reviendrons pas.

Nous ajouterons que, dans certains cas, le pigment diffuse en partie dans le milieu (gélose par exemple) ; on peut conclure de ce fait que la coloration des cultures n'est pas due à la seule pigmentation des individus, mais que chaque germe est susceptible, pendant sa vie, d'abandonner au substratum une certaine quantité de matière colorante. Ce pigment peut être comparé à ceux des autres bactéries chromogènes, et aux lipochromes, ou pigments des champignons.

Nous allons passer en revue les caractères, puis nous déterminerons l'influence de l'âge des cultures, de l'air, du soleil, de la chaleur et des antiseptiques sur sa production et sa conservation.

Les cultures sur pomme de terre ou sur gélose, dissoutes dans l'alcool, donnent des solutions rouges, qui, évaporées, laissent un résidu formé de corpuscules rouges non cristallisés. Ce caractère est commun à l'érythrobacillus et aux espèces chromogènes voisines.

Le pigment, dans les cultures jeunes, est, comme nous l'avons vu, d'un rouge vermillon ; le résidu obtenu par évaporation de l'alcool est soluble dans l'eau, la solution est d'un rose louche. Il se dissout dans les alcools éthylique, méthylique et amylique, en donnant de délicates colorations allant de la teinte fleur de pêcher au rose violacé, selon la quantité de matière colorante.

Très peu soluble dans le chloroforme, il est insoluble dans l'éther, la benzine, l'essence de térébenthine, le sulfure de carbone.

Action sur le spectre. — 1° Solution rose rouge, trouble.

Elle ne laisse passer que les radiations rouges qui sont diminuées d'intensité ;

2° Solution rose, plus diluée.

On distingue ici le rouge, le vert et le jaune, ce dernier faiblement.

Le spectre va s'affaiblissant progressivement à droite ; le violet et le bleu sont complétement éteints.

3° Solution plus diluée.

Le violet seul est éteint. La partie gauche du spectre est fortement colorée ; à partir du bleu, l'intensité diminue et le spectre s'éteint progressivement.

Nous avons été guidé dans cet examen spectroscopique par M. le Dr Georges Allaire, que nous remercions de son extrême obligeance.

Action des alcalis et des acides sur le pigment. — Les alcalis ajoutés aux solutions aqueuses de pigment ou aux cultures colorées, en quantité suffisante pour les alcaliniser, décolorent les premières et donnent aux cultures une teinte jaune sale : la pigmentation reparaît si on acidifie avec quelques gouttes d'Hcl, d'SO^4H^2 ou de $C^2H^4O^2$.

L'acide azotique décolore les solutions et les cultures ; au contraire, Hcl, SO^4H^2, $C^2H^4O^2$, l'acide lactique, l'acide butyrique à petites doses avivent leur coloration.

A doses plus fortes, SO^4H^2 les fait virer au violet ; à parties égales, il les décolore.

Hcl pur, à parties égales, avive la coloration ; il l'atténue légèrement après un contact de 14 heures.

$C^2H^4O^2$ à parties égales ne décolore pas les solutions.

Influence de l'acidité sur le développement de la pigmentation dans les cultures. — L'acidité faible des cultures semble augmenter légèrement le pouvoir colorant de l'érythrobacillus ; dans le bouillon, le liseré superficiel est plus rouge, le milieu et le dépôt plus colorés que les témoins lorsqu'on ajoute par exemple une goutte d'acide acétique pour 5 cc. de bouillon.

Influence de l'air sur la pigmentation. — Nous avons déjà vu que l'air était indispensable à la formation du pigment ; il n'apparaît pas dans la gélose profonde et donne, comme nous l'avons signalé, un magma brunâtre au fond de l'entonnoir de liquéfaction, dans la gélatine en piqûre recouverte d'une couche d'huile.

D'autre part, si le bouillon est placé dans des fioles de Gayon, la surface libre étant plus étendue que dans les tubes, la coloration sera moins vive dans ces derniers ; enfin il est à remarquer que les milieux liquides se colorent toujours au début dans leurs parties superficielles, ce qui indique une action favorisante de l'air sur le développement du pigment.

Il s'ensuit que pour obtenir des cultures fortement pigmentées, le germe devra être ensemencé dans des ballons, s'il s'agit de cultures liquides, et sur plaques, si on emploie des milieux solides.

Coloration des cultures âgées. — A mesure que les cultures vieillissent, l'action de l'air transforme le pigment rouge en pigment brun rouge, ce que démontre l'expérience faite avec les fioles de Gayon : nous versons une quantité inégale de bouillon dans deux de ces fioles ; le milieu dont la surface libre est plus grande, c'est-à-dire celui qui est le moins abondant, atteint beaucoup plus vite que l'autre la coloration rouge brun.

Nous venons de dire que cette transformation du pigment était due à l'action de l'air ; il serait plus juste de penser qu'elle est favorisée par l'air, mais qu'elle est due au microbe ; en effet, la toxine stérilisée à 58° pendant une heure, conserve, comme nous le verrons plus loin, sa coloration pendant plus d'une année.

Nous avons vu qu'après un mois, le bouillon, de coloration jaunâtre, pouvait présenter à la partie supérieure un anneau rouge adhérent au verre, et au fond du tube un dépôt violacé ; en deux mois, le milieu présente un trouble moins marqué, il conserve sa couleur jaune sale : le dépôt, rosé, augmente.

Après 4 mois, le bouillon, de même coloration, est à peine trouble ; on note un dépôt abondant légèrement rose.

Si le germe, au lieu de former un simple liseré rouge superficiel, colore le bouillon tout entier, la pigmentation passe avec le temps au rouge brun.

Au bout d'un an, le bouillon, conservé à l'obscurité en tubes non scellés, présente une coloration brunâtre et un dépôt brun.

Le pigment rouge brique se conserve pendant huit jours environ, quelquefois un peu moins longtemps, sur la gélose en strie conservée à l'obscurité et maintenue à la température de la chambre ; il passe au rouge violacé en dix jours environ, puis au rose violacé en vingt jours, et la coloration s'affaiblit un peu au bout d'un mois et demi ; en deux mois, la culture est à peine pigmentée : cependant, en un an, elle présente encore une teinte très légèrement violacée.

Action de la lumière sur le pigment. — Les modifications du pigment semble dues principalement à l'action de *la lumière ;* en effet, la coloration du milieu stérilisé par la chaleur se maintient fort longtemps, si on a pris le soin de le placer à l'obscurité : nous avons ainsi *conservé depuis quatorze mois la pigmentation* d'une toxine préparée avec un bouillon de culture de trois semaines poussé à la température du laboratoire, présentant une teinte carminée, stérilisé à 59° pendant une heure, et conservé dans des tubes scellés. Au contraire, cette toxine *exposée à la lumière se décolore* peu à peu et présente, dans les mêmes conditions, une coloration jaune chamois avec un dépôt violacé.

L'action de la lumière diffuse est peu évidente sur les cultures ; sur gélose, par exemple, la différence n'est pas sensible au début entre les tubes de culture placés à l'obscurité et ceux placés à la lumière. Ce n'est qu'au bout de deux mois qu'on peut noter une décoloration complète des seconds, alors que les premiers conservent encore une très légère teinte violacée.

Notons aussi que dans les premiers jours de son développement, la culture se pigmente aussi bien à l'obscurité qu'à la lumière.

Action du soleil sur le pigment. — Les cultures qui se développent au soleil sont incolores ; les cultures poussées à l'obscurité et colorées peuvent également voir leur pigment disparaître sous l'influence des rayons solaires ; cette décoloration est obtenue au bout d'un temps variable selon le développement des cultures et l'intensité des rayons solaires (3 à

35 heures pour les cultures sur gélose en strie ; 20 heures environ pour les cultures sur plaques de gélose ; quelques heures pour le bouillon).

Les cultures sur plaques prennent généralement une coloration brune avant de se décolorer.

Cette décoloration n'est pas liée à la chaleur déterminée par l'insolation : elle est obtenue aussi rapidement, si on interpose entre le soleil et la culture un écran liquide, destiné à empêcher l'élévation de température dans le tube.

Les cultures blanches ainsi obtenues fournissent par réensemencement des colonies présentant la pigmentation normale.

La disparition de la matière colorante est moins rapide en tube scellé : il faut ici un séjour de 70 heures environ au mois de juillet ; la décoloration se produit également d'une façon assez lente dans des cultures exposées à l'action solaire en milieu très raréfié. Ces différents faits peuvent faire penser que la décoloration est due à une oxydation sous l'influence du soleil.

Afin de déterminer la valeur respective de chacun des groupes de rayons du spectre au point de vue de la destruction du pigment, nous avons ensemencé des bouillons de culture que nous avons exposés pendant un mois et demi derrière des écrans liquides d'une épaisseur de 15 millimètres formés par des solutions saturées d'alun, de bichromate de potasse et de sulfate de quinine.

Le bouillon placé derrière l'écran à l'alun fournit

en deux jours par repiquage sur gélose en strie une culture d'un rose rouge, composée de nombreuses colonies confluentes, arrondies, les unes roses, les autres rouges : en cinq jours, la culture a pris une coloration rouge sang, avec des points blancs, arrondis ; elle est verruqueuse en son centre.

Le bouillon protégé par l'écran au sulfate de quinine donne, en deux jours, sur gélose, une culture maigre, à peine colorée, formée par des colonies rondes confluentes : en cinq jours, elle prend une teinte rouge sang avec des reflets de cristaux de fuchsine, et ses bords sont incolores.

Les rayons chimiques sont arrêtés par l'interposition de ces écrans ; c'est donc à ces rayons que semble revenir la part la plus grande dans la décoloration des cultures.

Au contraire, une culture sur gélose âgée de deux jours, pigmentée, est exposée pendant un mois et demi à l'action de la lumière solaire sous un écran de de bichromate de potasse : elle se décolore un peu plus lentement qu'une culture analogue maintenue au soleil sans écran, car elle présente encore quelques parties légèrement violacées après ce long séjour ; elle fournit par repiquage une culture type. Le bichromate de potasse arrêtant les rayons rouges, nous en pouvons conclure encore que la partie lumineuse n'a qu'une action secondaire sur la décoloration du pigment, alors que les rayons chimiques y jouent un rôle important.

Action de la chaleur sur la fonction chromogène.

— Nous avons vu en étudiant la vitalité du microbe que la température la plus favorable à son développement se trouvait comprise entre 33 et 38°.

Au contraire, la production du pigment est généralement peu abondante à cette dernière température.

En étudiant les cultures sur gélose, nous avons signalé que dans quelques cas nous avons obtenu à 37° une coloration rouge corail ; mais le plus souvent, on obtient seulement dans ces conditions une légère teinte rosée ; de même, le bouillon placé à 37° devient rose en deux jours : ces colorations peuvent persister, mais les cultures peuvent également se décolorer à 37° en dix jours. Des cultures normales placées à 37° sont également décolorées en quelques jours. Nous sommes arrivé, par repiquages à 37°, à obtenir des cultures complétement incolores : il ne s'agit pas cependant d'une race chromogène, car ces cultures réensemencées à la température ordinaire donnent naissance à des colonies qui présentent une coloration normale. A 50° la décoloration des cultures est rapidement obtenue.

On ne voit jamais le pigment se reformer dans des cultures décolorées par la chaleur ou par le soleil, même si on supprime la cause de la dépigmentation en plaçant les tubes à la température du laboratoire. Cependant un séjour de 12 heures à 37°, insuffisant pour produire la décoloration, n'empêche pas le germe de produire son pigment si la culture est retirée de l'étuve au bout de ce temps et placée à la température de la chambre. La température optima au point de vue de la formation de la matière colorante est comprise entre 15 et 25°.

On se rappelle que sur gélose, à 19°, la culture est colorée en rouge corail en 24 heures; il se développe en deux jours à la surface du bouillon un anneau rouge et quelquefois un voile rosé ; le bouillon peut rester incolore ou prendre en quinze jours une pigmentation rose rouge.

La gélatine se pigmente en rouge en trois jours et en rouge brun au bout de quinze jours.

La pomme de terre peut se colorer à 37° ; mais cette température peut entraver la fonction érythrogène du germe, qui ne détermine plus alors qu'une pigmentation rose de la culture.

A 19°, au contraire, on est toujours sûr d'obtenir une coloration vermillon.

De même, le lait, qui se colore peu ou pas à l'étuve, présente dans ses parties superficielles une pigmentation rose après 48 heures de culture à la température ambiante. On peut faire disparaître le pigment développé dans le lait conservé à la température ambiante, en le maintenant à 37° pendant 10 jours environ.

L'œuf se colore plus mal à 37° qu'à 19° ; le jaune d'œuf prélevé aseptiquement est le seul milieu qui se pigmente constamment en rouge à 37° ; le germe semble y puiser des substances favorables à sa fonction érythrogène.

A 25°, le bouillon est troublé et incolore en 10 heures ; en deux jours, on voit se former un anneau rouge violacé et un voile léger à la surface du milieu.

Sur gélose en strie, en 10 heures, apparaissent de petites colonies blanches ; en 24 heures, la culture est complétement développée ; elle présente une pigmentation rouge vermillon qui, en 3 jours, passe au rouge carmin et en 4 jours au rouge violacé ; cette dernière coloration persiste pendant un mois environ.

A 33°, le bouillon présente à sa surface un anneau rouge en 24 heures ; en 8 jours, il se forme un dépôt rose, le milieu est incolore. En 20 jours, le bouillon est recouvert d'un voile abondant, incolore.

La gélose rougit en 24 heures ; elle devient rose au bout de 48 heures, rose violacé en 3 jours ; à partir de ce moment, la coloration s'atténue peu à peu, et, en 20 jours, la culture est décolorée, présentant par places des pigmentations brunâtres.

A 40°, la culture se développe dans le bouillon un peu moins abondamment qu'à 37°, et sans le colorer : la culture sur gélose en strie est grêle au bout de 24 heures, et atteint, en 48 heures environ, son développement définitif ; ici non plus la pigmentation ne se produit jamais, mais la fonction érythrogène n'en est pas abolie pour cela ; car une culture incolore développée dans ces conditions, puis retirée de l'étuve et laissée à la température du laboratoire se pigmente en rose pâle au niveau de ses bords. En outre, des réensemencements sur milieux placés à 19°, faits avec des cultures ayant séjourné pendant 10 jours à 40° ou provenant de passages successifs à cette température, donnent lieu à de nouvelles cultures types, normalement colorées.

Lorsque les cultures sur gélose ont séjourné pendani 10 jours environ à 40°, elles présentent au niveau de leurs bords un liseré noirâtre, dû vraisemblablement à une modification du pigment sous l'influence de la température.

Un séjour à 50° variant de une demi-heure à 4 heures n'influence en rien la culture au point de vue de la pigmentation dans ses ensemencements ultérieurs. A 100°, la culture rouge prend une teinte brune en 1/4 d'heure.

On peut réaliser expérimentalement cette décoloration et l'état granuleux des cultures dont nous avons parlé un peu plus haut en ensemençant l'érythrobacillus dans des bouillons faiblement antiseptisés.

Action des antiseptiques faibles sur la fonction chromogène et la morphologie des cultures.

Parmi les antiseptiques étudiés à ce point de vue, nous citerons les acides benzoïque, sulfureux, picrique et salicylique et le permanganate de potasse.

Ces substances étaient ajoutées au bouillon à des doses insuffisantes pour tuer le bacille, mais suffisantes pour modifier son développement, soit 4 o/oo pour l'acide benzoïque, 60 o/oo pour SO^2, 2 o/oo pour l'acide salicylique, 1 o/oo pour l'acide picrique, 4 o/oo pour le permanganate de potasse.

Nous opérions sur 50 grammes de bouillon placé dans une fiole de Gayon.

L'aspect présenté par ces cultures fut le suivant :

Bouillon.	15 jours.	2 mois.
Acide benzoïque. 4 o/oo	Voile légèrement coloré à la surface du milieu.	Ressemble à bouillons de culture normaux témoins de même âge.
SO^2 60 o/oo	Plus coloré que bouillons témoins normaux.	Teinte brune.
Acide salicylique. 2 o/oo	Plus coloré que bouillons témoins.	Teinte brune.
Acide picrique. 1 o/oo	Couleur caramel.	Persiste.
Permanganate de potasse. 4 o/oo	Couleur caramel.	Teinte brune

Ce tableau montre que certains acides, tels que l'acide benzoïque et SO^2, à faible dose, favorisent la coloration des bouillons, si l'on a soin de ne pas prolonger leur action ; nous avions déjà fait remarquer ce fait antérieurement, à propos de la formation du pigment ; d'autres acides et antiseptiques, au contraire, comme l'acide picrique, le permanganate de potasse, l'acide salicylique, le thymol, SO^4H^2, etc., empêchent la pigmentation de se produire, le bouillon conservant l'aspect d'un bouillon de culture normal ou se colorant en brun sous l'influence d'une oxydation (permanganate de potasse par exemple).

Le microbe soumis à l'action de ces antiseptiques, pendant une période ne dépassant pas quinze jours, ne perd pas sa propriété chromogène, comme on peut s'en rendre compte en le repiquant dans du bouillon neuf; au bout de quinze jours, aucun des antiseptiques passés en revue ne donne de culture achromogène, pas plus que l'hypochlorite de chaux à 4 o/oo, SO^4H^2 à 10 o/oo, le sublimé à 0, 10 o/oo, le borax à 10 o/oo, le thymol à 2 o/oo.

Lorsqu'on arrive à des doses plus fortes, la pigmentation des cultures réensemencées se fait attendre un peu plus longtemps que normalement : c'est ce qui se produit avec :

Acide picrique à	2 o/oo
Permanganate de potasse à . . .	6 o/oo

Enfin des doses plus fortes nous ont donné par réensemencement des cultures incolores.

Le borax à	20 o/oo
L'hypochlorite de chaux à . . .	10 o/oo
SO^2	30 o/oo
SO^4H^2	40 o/oo

Le même résultat s'obtient dans les réensemencements des bouillons faiblement antiseptisés (avec l'acide benzoïque, etc.), si on ne pratique ces repiquages qu'après deux mois de culture.

Dans le cours de ces recherches sur l'action des antiseptiques faibles, nous nous sommes trouvé en présence d'un fait intéressant que nous exposerons maintenant.

Ayant réensemencé au bout de deux mois le bouillon contenant de l'acide benzoïque à 4 o/oo, dans le but d'étudier la résistance de l'érythrobacillus dans ce milieu, nous avions été surpris de l'aspect de la culture ainsi obtenue.

Non seulement elle était incolore, mais le nouveau

bouillon, à peine trouble, était recouvert d'un voile plissé, incolore, épais, analogue à celui du b. subtilis, et s'enlevant facilement avec une öse de platine. Cet aspect était totalement différent de celui que présentent les cultures normales.

Un tube de gélose, ensemencé en même temps, nous donna un résultat analogue.

La culture était *verruqueuse*, surélevée, incolore ou légèrement jaunâtre, rappelant la culture de la tuberculose aviaire sur ce milieu ; elle formait membrane, très adhérente à elle-même, et peu à la gelée ; lorsqu'on voulait en prélever une parcelle à l'aide d'un fil de platine, elle venait en masse, comme une sorte de ruban facilement déplacé à la surface de la gélose. Au microscope, des formes plus longues que normalement, souvent incurvées, d'épaisseur irrégulière, se colorant par endroits.

Nous savons que dans la nature la plupart des microbes ont une forme différente de celle qu'ils affectent dans l'organisme et dans les milieux de culture; de ces formes, il en est que nous connaissons, nous citerons par exemple les spores ; d'autres nous sont totalement inconnues. L'érythrobacillus, contrarié dans son développement par la présence des antiseptiques, présentait peut-être ici une forme de résistance.

Dans un autre ordre d'idées, il était permis de supposer que les propriétés ainsi acquises persisteraient, et n'était-ce pas intéressant au point de vue de la spécificité des microbes de voir un germe présenter sous diverses influences des cultures totalement différentes de la culture type ?

L'expérimentation venait-elle ici fournir un argument à la doctrine du transformisme microbien, très en vogue, comme chacun sait, dans le public, autorisé par l'insuffisance de son bagage scientifique à en rester aux premiers pas de la bactériologie. Etions-nous au contraire en présence de faits analogues à ceux observés par Charrin et Roger dans leur étude du bacille pyocyanique ?

Il nous fallait voir si les propriétés acquises par notre microbe persisteraient indéfiniment dans les repiquages.

Le second repiquage sur gélose nous donna une culture analogue à la première, mais cependant un peu moins verruqueuse.

Dans le troisième repiquage, la culture était moins tourmentée, et la pigmentation reparaissait, un peu atténuée. Le bouillon présentait les mêmes caractères que le premier, mais le voile était légèrement coloré en rose.

Enfin, dans le quatrième repiquage, les cultures sur gélose et dans le bouillon offraient l'aspect de la culture type.

Les mêmes expériences ont été faites avec SO^2, l'acide salicylique, l'acide picrique, le permanganate de potasse ; mais ce sont les acides benzoïque et sulfureux qui fournissent les résultats les plus intéressants. Le tableau suivant permettra de suivre l'évolution des cultures :

Séjour de 2 mois dans bouillon additionné de	1er repiquage.	2e repiquage.	3e repiquage.	4e repiquage.
Acide benzoïque........ 4 0/00	α : Sur gélose, culture granuleuse, membraneuse, surélevée, incolore, peu adhérente à la gélose dont elle peut être détachée par lambeaux avec une spatule. β : En bouillon, voile incolore à la surface rappelant celui du subtilis ; à peine troublé, dépôt. γ : Microscopiquement, formes normales, formes allongées, formes sinueuses.	Mêmes propriétés que dans le 1er repiquage, mais culture un peu moins verruqueuse ; microscopiquement, formes normales.	α : Sur gélose, culture colorée présentant quelques parties granuleuses. β : En bouillon, voile abondant rappelant celui du 1er repiquage, mais rosé : milieu légèrement trouble. γ : Dans les préparations, formes normales.	Cultures normales ; dans les préparations, formes normales.
SO^2 60 0/00	Macroscopiquement, mêmes caractères que ceux indiqués dans les cultures du 1er repiquage de l'acide benzoïque ; microscopiquement, formes normales, formes allongées, formes renflées aux extrémités.	Sur gélose, centre de la culture est rouge ; points rouges sur les bords ; culture plissée.	Sur gélose, culture normale ; en bouillon, voile un peu plus épais que dans le bouillon normal, bouillon trouble, incolore. Dans les préparations, formes normales.	Sur gélose et en bouillon, cultures normales au microscope, formes normales.
Permanganate de potasse.. 4 0/00	Sur gélose, culture blanche, abondante, crémeuse, points rouges ; en 8 jours, quelques points brunâtres. Macroscopiquement, formes normales et formes effilées aux extrémités.	Cultures normales. Microscopiquement, formes normales.		
Acide picrique....... 1 0/00	Sur gélose, culture incolore, granuleuse, piqueté rouge abondant ; microscopiquement, formes normales.	Cultures normales. Microscopiquement, formes normales.		
Acide salicylique...... 2 0/00	Sur gélose, culture granuleuse, rosée, quelques points rouges microscopiquement, formes normales.	Cultures normales dans les préparations, formes normales.		

Ajoutons que les bouillons additionnés d'acide benzoïque et de SO^2, réensemencés après trois mois, donnent sur gélose des cultures presque incolores, semées de quelques points rouges ; elles sont finement granuleuses, mais ne présentent pas les caractères des cultures repiquées après deux mois ; elles forment un voile sur le bouillon, mais ce voile est également moins abondant que celui des cultures étudiées dans le tableau précédent.

Ces mêmes bouillons, à l'acide benzoïque, réensemencés après cinq mois, donnent encore des cultures incolores et granuleuses, mais moins verruqueuses que celles obtenues après deux mois de culture. Quant aux bouillons à SO^2, ils fournissent après cinq mois une culture de coloration normale et légèrement granuleuse.

En résumé, nos expériences sont une preuve de plus à l'appui de la spécificité microbienne, puisque, après avoir modifié profondément l'érythrobacillus non seulement dans sa forme microscopique, mais encore macroscopiquement, nous avons pu le voir reprendre peu à peu par des cultures successives sa forme primitive.

Ces faits montrent en même temps qu'il faut s'attacher à modifier les conditions de culture des germes connus, de façon à pouvoir les reconnaître dans la nature sous une forme transitoire peut-être un peu différente de celle que nous leur connaissons.

On peut constater également que les repiquages pratiqués après trois et cinq mois fournissent des cultures jeunes moins différenciées que les repiquages de deux mois ; le microbe semble en quelque sorte s'accoutumer à vivre en milieu antiseptique, soit qu'il se modifie lui-même, soit qu'il neutralise peu à peu les agents chimiques qu'on lui oppose. Peut-être doit-on voir ici l'explication du fait que certaines suppurations cèdent mieux à l'application successive de pansements antiseptiques différents qu'à l'emploi prolongé d'un seul.

V

TOXINE

Nous passerons ici en revue les propriétés générales de la toxine, qui sera surtout étudiée plus loin au point de vue des effets produits sur les animaux.

Nous désignerons sous le nom de toxine l'ensemble des produits solubles persistant dans les cultures stérilisées, et capables de tuer les animaux par injection.

Nous préférons opérer sur elle que sur des produits d'extraction plus compliqués, que nous étudierons d'ailleurs, mais qui représentent moins bien à nos yeux l'élaboration de notre bacille.

La toxine stérilisée par la chaleur à 58° est un peu plus active que la toxine obtenue par filtration à travers la bougie Chamberland ; c'est la première que nous emploierons dans nos recherches. Les symptômes de l'injection sont les mêmes dans les deux cas.

Cette toxine, préparée avec un bouillon de culture maintenu à 37°, atteint son maximum de virulence entre huit jours et six mois ; elle semble même être plus active dans ces dernières cultures.

Cette toxine, injectée sous la peau ou dans le péritoine, tue le cobaye de 450 grammes d'une façon constante entre 10 et 16 heures avec une hypothermie qui atteint environ 21°, la dose injectée étant de 10 centimètres cubes.

Nous reviendrons sur les symptômes présentés par les animaux, résultats comparables à ceux que produisent les cultures, lorsque nous étudierons son action toxique.

La dose de 5 centimètres cubes est presque toujours inoffensive pour le cobaye adulte ; elle forme quelquefois une eschare très étendue autour du point de l'injection.

La toxine préparée avec du bouillon de culture de treize mois, conservé à l'obscurité dans des ballons bouchés à la ouate, est moins active que celle de six mois, mais elle tue encore le cobaye adulte en 36 heures.

Comme les diastases et les autres toxines, la toxine de l'érythrobacillus est sensible à l'action *de l'air, de la chaleur, de la lumière diffuse et des rayons solaires.*

Conservée pendant quinze jours à l'obscurité dans

des ballons non scellés, elle tue le cobaye adulte en vingt heures seulement à 10 cmc.

Placée dans des ballons scellés, mais exposée à la lumière diffuse pendant sept mois, elle ne détermine plus la mort de l'animal qu'en deux jours et demi.

Enfin, en combinant l'action de l'air et de la lumière diffuse pendant quinze jours environ, on obtient une toxine qui se montre sans action sur le cobaye, en employant toujours la dose de 10 centimètres cubes.

On la rend également inoffensive par un séjour de quinze jours à 42 .

Portée pendant une demi-heure à 100°, elle tue le cobaye en quatre jours en formant une phlyctène étendue ; elle est donc assez résistante.

Après une exposition de 100 heures environ au soleil, en ballons scellés, elle ne détermine plus chez l'animal que des accidents légers, tels que la production d'une eschare limitée au point d'inoculation, au bout de quatre ou cinq jours ; un séjour de soixante-dix heures au soleil dans ces conditions est insuffisant pour modifier la toxine. Si on combine l'action du soleil et celle de l'air, en exposant pendant 100 heures au soleil des ballons non bouchés, une injection de cette toxine ne détermine absolument aucune lésion.

Certains antiseptiques, injectés en même temps que la toxine dans des proportions données, semblent également atténuer son action.

C'est ainsi que 10 centimètres cubes de toxine

de 8 jours stérilisée pendant une heure à 59°, qui tuent normalement en 10 heures en injection sous-cutanée le cobaye de 500 grammes, ne déterminent plus la mort de l'animal si on les additionne de SO^4H^2, de $C^2H^4O^2$ au 1/500 ou de soude au 1/10 ; il se produit dans ces cas une hypothermie de 4° environ qui persiste pendant deux jours, puis de la dypsnée et un œdème étendu, au bout de ce temps, siégeant au point d'inoculation. Une eschare se forme en 15 jours, qui tombe rapidement, et l'animal guérit.

La même quantité de toxine, additionnée de 11 gouttes de liqueur de Gram, ne tue le cobaye adulte qu'en 36 heures, en injection sous-cutanée, le mélange étant resté en contact pendant 24 heures.

Il en est de même pour HCl au 1/500. Le trichlorure d'iode au 1/500 ne tue l'animal qu'en deux jours et demi, la lécithine au 1/500 en 36 heures, l'acide butyrique au 1/500 en 3 jours ; le sous-acétate de plomb au 1/500 en deux jours et demi.

Tous les cobayes présentent un œdème souvent très étendu au point de l'injection, et leur température rectale baisse progressivement, les plus accentuées étant 23°.

AzO^3H, SO^4H^2, $C^2H^4O^2$, HCl, l'acide butyrique au 1/1000, CO^2, l'acide lactique, le permanganate de potasse au 1/500, H^2S, se sont montrés impuissants à atténuer la toxine.

Précipitation par l'alcool. — Afin d'extraire les principes actifs de la toxine, nous avons précipité une substance blanche, floconneuse, en ajoutant de l'alcool à 90° dans le bouillon de 8 jours dans la proportion de 10 grammes d'alcool pour 1 de bouillon.

Action du précipité. — Le précipité obtenu par 20 centimètres cubes de bouillon ainsi traité, repris par 10 centimètres cubes d'eau stérilisée, est injecté à un cobaye de 350 grammes, qui succombe en 2 jours avec une légère hypothermie.

Extrait alcoolique. — L'extrait alcoolique obtenu en traitant les cultures stérilisées dans ces conditions ne se montre pas pathogène, pour un cobaye de taille moyenne, à 2 centimètres cubes.

Par contre, la dose de 10 centimètres cubes d'extrait alcoolique est mortelle.

Après nous être assuré que 10 centimètres cubes d'alcool à 90°, additionnés de leur poids d'eau stérilisée, injectés sous la peau, ne tuaient pas un cobaye adulte, et cette expérience ayant été répétée, des cobayes ont été injectés avec 10 centimètres cubes d'extrait alcoolique mélangés à une proportion égale d'eau stérilisée. Ils succombaient en 3 et 4 heures. Voici l'une des observations.

Un cobaye de 400 grammes reçoit en injection sous-cutanée un mélange de 10 centimètres cubes d'extrait alcoolique + 10 centimètres cubes d'eau stérilisée.

Dix minutes après, il est couché sur le flanc, présentant des frissons : ses muscles sont le siége de mouvements fibrillaires ; sa température rectale est de 31° et se maintient à ce niveau pendant une heure.

1 heure 1/2 après l'inoculation elle est de 29°.

2 heures après l'inoculation elle est de 26°.

Enfin l'animal meurt en 3 heures, avec 23°. On observe des convulsions dans l'intervalle desquelles les membres sont raidis dans l'extension ; à chaque nouvelle secousse les doigts s'écartent convulsivement.

Précipitation par le chlorure de calcium. — Le chlorure de calcium détermine dans le bouillon stérilisé par la chaleur la formation d'un précipité insoluble dans l'eau et dans l'alcool ; le chlorure de calcium semble dans ces conditions altérer la toxine, car le précipité, pas plus que le liquide clair qui le surmonte, ne sont pathogènes.

Nous avons employé pour cette expérience un mélange de 10 centimètres cubes de toxine et de 20 centimètres cubes de solution saturée de $CaCl^2$, qui sont restés 8 jours en contact ; le précipité, dissous dans un peu d'eau, et le liquide clair ainsi obtenu (10 cc.), injectés sous la peau de deux cobayes, ont formé deux eschares, dont la seconde beaucoup plus étendue que la première.

Peu à peu, la perte de substance s'est réparée.

Les principes toxiques contenus dans les bouillons ne sont pas volatils, car le résultat de l'injection est le même, qu'on chauffe la culture dans un récipient ouvert ou fermé.

Distillation de la toxine. — La toxine distillée, injectée à la dose de 10 centimètres cubes sous la peau d'un cobaye, est inoffensive. On ne peut invoquer ici l'action de la chaleur, car nous avons vu la toxine se montrer encore très virulente après un séjour de 1/2 heure à 100°, temps que nous n'avons pas dépassé en opérant la distillation.

Décoloration des couleurs d'aniline. — La culture de 15 jours stérilisée pendant une heure à 58° décolore en huit jours la gélose colorée par le crystall violet : la gélose a été coulée dans des boîtes de Pétri et la toxine versée à sa surface.

En répétant la même manœuvre avec de l'eau distillée, la coloration de la gélose n'est pas modifiée.

Dialyse. — On place dans le dialyseur d'une part 10 centimètres cubes de toxine préparée avec une culture de 15 jours stérilisée pendant une heure à 58°, et d'autre part 10 centimètres cubes d'eau salée. On abandonne le tout pendant 24 heures, puis on injecte l'eau salée sous la peau d'un cobaye de 310 grammes.

Cet animal présente pendant trois jours une *hypothermie de 3°* environ ; une eschare se forme en huit jours, qui disparaît au bout de 15 jours environ.

Présence de la toxine dans les organes des animaux intoxiqués. — Chez l'animal injecté, la toxine diffuse dans les organes, principalement dans le foie, où on peut la retrouver.

On prend le foie d'un cobaye ayant succombé en 10 heures à une injection de toxine, on l'écrase dans un mortier, puis on y ajoute son poids d'eau stérilisée et on laisse en contact pendant 24 heures. Le liquide est filtré, porté pendant une heure à 58°, et injecté à la dose de 10 centimètres cubes sous la peau d'un autre cobaye. Cet animal résiste, mais il présente pendant 24 heures une température rectale de 35° environ, indice de la présence de la toxine.

Résumé. — Résumons les caractères de la toxine de l'érythrobacillus : la culture stérilisée à 58° pendant une heure tue le cobaye en 10 heures avec une hypothermie très marquée et des symptômes rappelant ceux des inoculations de cultures.

Elle est sensible à l'action de l'air, de la chaleur, de la lumière diffuse et solaire, des antiseptiques.

Elle coagule le lait, et redissout ensuite le coagulum formé, liquéfie la gélatine et le sérum, décolore les couleurs d'aniline, dialyse, se retrouve dans les organes des animaux intoxiqués et se conserve longtemps en tube scellé.

Elle est précipitée par l'alcool de ses solutions sous la forme d'une substance blanche, floconneuse ; le précipité et l'extrait alcoolique sont toxiques.

Le chlorure de calcium la précipite également, mais ici le précipité et l'extrait se montrent peu actifs.

Elle ne distille pas.

VI

INOCULATION EXPÉRIMENTALE DE CULTURES

L'érythrobacillus possède une virulence notable qui s'est maintenue intacte depuis trois ans dans nos milieux de culture. Il est pathogène pour tous les animaux de laboratoire que nous avons inoculés.

Cobaye.

Inoculation sous-cutanée. — La dose mortelle rapide pour un cobaye de 450 grammes est de 4 cc. environ de bouillon de 48 heures poussé à 37°. C'est cette culture qui nous servira à pratiquer nos inoculations.

L'animal succombe entre 20 et 48 heures et présente de deux à huit degrés d'hypothermie.

Quelques heures après l'inoculation, son poil se hérisse, il reste blotti dans un coin de sa cage, puis, deux heures environ avant la mort, il paraît somnolent, ferme les yeux, sa tête retombe, alourdie, et il semble lutter contre une lassitude extrême. Bientôt apparaissent des convulsions qui siègent au niveau des extenseurs des membres : les pattes sont dans l'extension forcée, agitées par moments de mouvements convulsifs, et présentant des mouvements fibrillaires. Chaque convulsion exagère l'extension des membres : on dirait qu'on fait porter des excitations électriques sur tous les groupes des extenseurs. La région environnant le point d'inoculation est œdématiée et rouge, et la patte la plus rapprochée de cette région est rétractée et parésiée. On note de grands frissons.

Peu à peu, les convulsions se rapprochent ; dans l'intervalle de ces convulsions, l'animal est étalé sur le ventre, la respiration difficile, incapable de se mou-

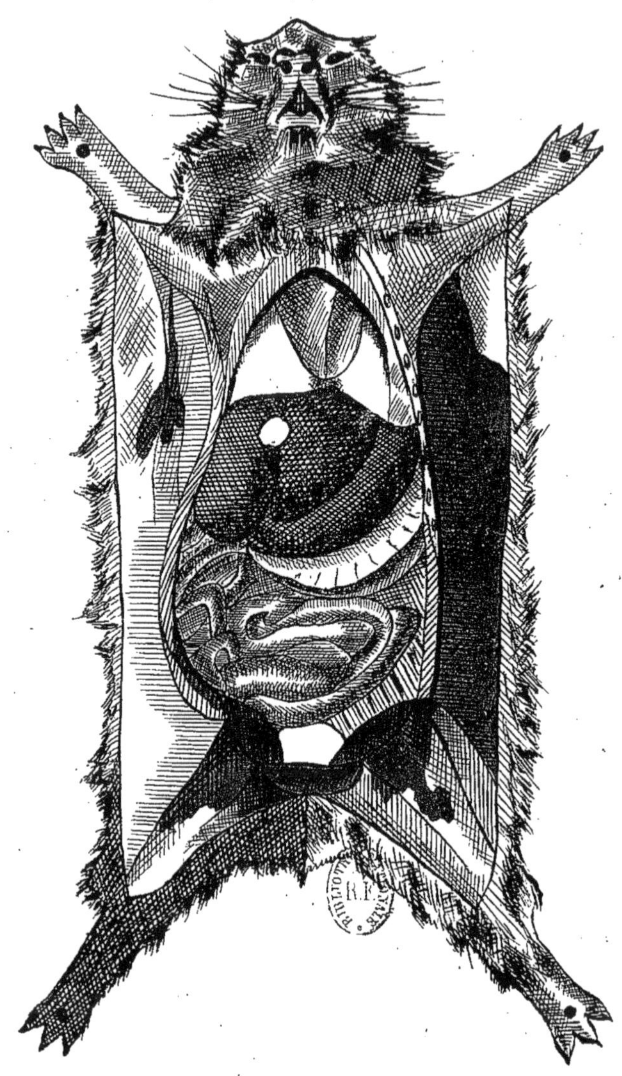

Cobaye ayant succombé en 12 heures à une inoculation sous-cutanée de 4 c.c. de bouillon de culture de 48 heures.

L'œdème formé au point d'inoculation a pris une teinte rouge au contact de l'air.

voir, et il succombe en hypothermie, les pattes et la tête en extension forcée. Si l'animal succombe en deux jours, il conserve le premier jour sa température normale, le second jour elle baisse rapidement et se maintient pendant 10 heures environ entre 29 et 30°. Le sang du cobaye n'agglutine pas les cultures en bouillon du microbe.

A l'autopsie, on note un œdème abondant, gélatineux, dont la consistance ne saurait mieux être comparée qu'à celle de l'œdème charbonneux, et qui siège autour du point d'inoculation. La coloration de cet œdème est variable selon les cas. Il peut être rosé, rougeâtre ou rouge groseille, à l'air il lui arrive de prendre en quelques heures une coloration rouge vermillon; on dirait, dans ce dernier cas, que le tissu cellulaire de l'animal a été peint en rouge, tellement la pigmentation est accentuée. Il contient de nombreux bacilles, des tubes de gélose ensemencés donnent de superbes cultures pures de l'érythrobacillus. Les organes semblent normaux. Les préparations faites avec le sang du cœur contiennent peu de bacilles ; des ensemencements de sang du cœur, de l'œdème sous-cutané et de l'exsudat péritonéal fournissent toujours des cultures colorées. Les frottis pratiqués avec des organes sectionnés contiennent également peu de bacilles. Dans quelques cas, cette dose s'est montrée inoffensive pour des animaux de 450 grammes qui ont présenté seulement une hypothermie passagère.

Si le poids du cobaye est moindre (300 grammes

environ), l'animal succombe en 6 à 20 heures avec les mêmes symptômes. Pour un cobaye de poids supérieur (550 grammes environ), l'inoculation sous-cutanée de 4 cc. de culture détermine la mort en hypothermie entre 30 et 48 heures.

Un cobaye de 700 grammes pourra résister à cette injection.

Nous sommes obligé de considérer les effets produits par les inoculations sur des animaux de poids différents, et nous ne pouvons, comme on le fait pour certaines toxines, donner la dose capable de tuer 100 grammes d'animal ; en effet, il est un facteur que nous devons considérer ici : c'est l'âge des sujets. Les animaux jeunes sont beaucoup plus sensibles proportionnellement que les adultes, comme le démontre l'expérience suivante : 1 centimètre cube de culture de 48 heures tue un jeune cobaye de 250 grammes en 21 heures ; 2 centimètres cubes, qui, s'il ne fallait tenir compte que du poids, devraient tuer rapidement un animal de 500 grammes, entraînent le plus souvent chez lui une infection lente qui se termine par la mort au bout de 15 jours seulement. Dans tous ces cas, comme nous l'avons signalé, la patte la plus rapprochée du point d'inoculation est rétractée. Ce phénomène est dû vraisemblablement à l'œdème abondant du tissu cellulaire sous-cutané. Nous avons recherché les réactions électriques. Une heure avant la mort, la patte, parésiée, réagissait moins que la patte opposée à l'excitation faradique.

L'œdème sous-cutané, l'*hypothermie*, la prostration, les secousses convulsives, l'extension des pattes, la septicémie rapide, sont les caractères généraux de ces inoculations. Passons en revue les lésions microscopiques déterminées dans ces cas.

Lésions présentées par un cobaye mort en 18 heures. Inoculations sous-cutanées de 4 centimètres cubes de culture.

Cœur. — La fibre musculaire paraît dans quelques endroits légèrement atteinte : la striation paraît moins nette, et sur certaines fibres le noyau se colore difficilement. En outre, autour de quelques vaisseaux, on trouve une prolifération assez discrète de cellules embryonnaires néoformées. Plusieurs vaisseaux renferment un exsudat granuleux au milieu duquel se présentent quelques lymphocytes.

Dans un point d'une préparation colorée au carmin aluné, on rencontre tout au voisinage d'une artère une zone dans laquelle le tissu conjonctif périvasculaire est le siége de phénomènes d'irritation très accusés ; cette zone se distingue très nettement du tissu musculaire voisin. Plus en dedans de cette gaîne conjonctive, et avoisinant tout à fait la lumière du vaisseau, on trouve un véritable manchon de cellules embryonnaires. En examinant avec soin cette même région de la préparation, les phénomènes d'irritation périvasculaire se retrouvent sur certains petits vaisseaux.

Des coupes pratiquées au niveau d'un paquet vasculo-nerveux montrent une infiltration œdémateuse excessive dans tout le tissu conjonctif qui l'entoure. Les mailles de celui-ci sont, dans certains points, extrêmement distendues. Dans d'autres endroits, au contraire, il est envahi par de nombreuses cellules embryonnaires qui forment de véritables amas ; tous les vaisseaux, veines et artères, sont dilatés, mais ne présentent pas d'épaississement de leur paroi conjonctive ; la plupart sont gorgés de sang : le fait le plus curieux et sur lequel nous attirons l'attention, est une prolifération excessive de l'endothélium vasculaire ; cette prolifération endothéliale porte surtout sur les veines et arrive à modifier tellement l'aspect habituel de ces vaisseaux que, dans les endroits où la coupe intéresse à la fois un certain nombre de veines, on croirait avoir sous les yeux la coupe d'une glande ; mais un examen attentif montre que ce n'est qu'une apparence et que ces lumières sont bien en effet des coupes de veines, on s'en convainct d'ailleurs aisément en cherchant ou en examinant différents points de la préparation, car, dans quelques-unes de ces veines ainsi modifiées, on rencontre soit des amas de globules sanguins bien nets, soit un exsudat provenant probablement de la transformation d'un caillot.

Dans la même coupe nous avons recherché les nerfs ; il ne nous a pas été donné d'en rencontrer que la coupe ait intéressés transversalement ; nous n'avons vu que deux ou trois faisceaux nerveux ayant une direction transversale, onduleuse, légèrement gonflés par l'œdème, fixant plutôt mal les réactifs et ayant autour de leur gaîne lamelleuse un manchon de cellules inflammatoires.

Les coupes de la rate colorées au carmin aluné présentent un certain intérêt, dans certains points et presque toujours autour d'un vaisseau, on voit le tissu de la rate envahi par une abondance de cellules néoformées. Ces cellules sont la plupart du temps disposées assez régulièrement autour du vaisseau central et forment de véritables nodules inflammatoires. Ce sont les caractéristiques d'une rate infectieuse dont les lésions sont au début.

Le foie est très fortement touché. Dans beaucoup d'endroits, la travée hépatique a subi une dislocation complète ; beaucoup de cellules granuleuses présentent un petit noyau ratatiné et mal coloré par les réactifs. D'autres au contraire ont encore un noyau bien net et montrent une caryokinèse assez active ; sur quelques points on rencontre des amas pigmentaires abondants.

La veine sus-hépatique paraît saine ; les lésions paraissent surtout porter à la périphérie du lobule.

Dans les espaces portes on voit une vive irritation autour des canaux biliaires et des vaisseaux : tout le tissu conjonctif de l'espace est envahi par les cellules embryonnaires : les canaux biliaires ne présentent pas de modifications dignes d'être notées ; dans les vaisseaux il y a, soit du sang, soit de l'exsudat, mais en dehors de l'irritation périvasculaire rien à signaler.

Poumon. — Dans le poumon on peut noter une congestion assez intense qui va même quelquefois jusqu'à l'hémorrhagie, laquelle peut être assez abondante ; tous les capillaires pulmonaires sont irrités ; l'endothélium est gonflé et proliféré. Par contre, les bronches ne paraissent pas participer au processus pathologique ; il n'y a pas de péribronchite, et l'épithélium qui les tapisse présente un aspect normal ; elles ne renferment pas d'exsudat.

Dans le rein, les tubes urinifères contiennent de l'exsudat. Quelques-uns ont un épithélium un peu granuleux et gonflé avec tendance à la desquamation. Mais les lésions, s'il y en a, ne sont pas encore très avancées. Le tissu conjonctif périlobulaire ne présente rien à signaler : il est normal.

Comme on le voit, les lésions intéressent surtout les épithéliums ; les cellules du foie en particulier sont très altérées.

Si la maladie a évolué lentement, cette action nocive du microbe sur les épithéliums est encore plus évidente.

Dans le foie, les cellules hépatiques, atteintes de nécrose granulo-graisseuse, disparaissent en grande partie, et par endroits la coupe ressemble à celle d'un lipome.

Dans le rein, les cellules épithéliales ont également disparu en partie, surtout au niveau des tubes contournés. Les noyaux des cellules qui persistent ont un noyau mal coloré.

Au niveau des glomérules, le bouquet vasculaire

est ratatiné, atrophié, et repoussé près de l'origine du tube contourné par un exsudat albumineux.

Dans le poumon, les cellules endothéliales de l'alvéole ont subi une dégénérescence graisseuse ; nombre d'entre elles ont disparu, celles qui restent sont presque toutes granuleuses, avec des noyaux prenant mal l'hématoxyline. Par places, les cellules endothéliales font complétement défaut, le tissu n'est plus formé que par les cloisons séparant les alvéoles, qui sont elles-mêmes dissociées et perforées.

Maintenant que nous avons étudié les effets de la dose mortelle en inoculation sous-cutanée chez le cobaye, passons en revue les résultats fournis par les doses faibles, puis par les doses fortes. Nous réunirons ensuite l'étude des coupes d'organes des animaux ayant succombé à l'infection rapide et à l'infection lente obtenues par ce procédé.

L'inoculation sous-cutanée de doses très faibles (1/10 cc.) de culture, à des cobayes de 250 grammes a déterminé trois fois la mort entre 8 et 15 jours, mais cette dose est infidèle, même pour ces jeunes animaux. A l'autopsie, on notait des foyers hémorrhagiques pulmonaires ; les autres organes paraissaient normaux.

Un autre jeune cobaye succomba au bout de 4 jours à l'inoculation sous-cutanée de 1/4 cc. de culture.

La dose de 1/2 cc. injectée sous la peau ne détermine généralement aucune réaction chez un cobaye de 450 grammes ; chez un cobaye de 250 grammes, elle peut déterminer, soit la mort, qui survient en hypothermie entre 8 et 11 heures, soit une hyperthermie passagère. Si l'animal succombe, ses membres sont raidis en extension.

A 1 cc. sous la peau, le cobaye de 450 grammes présente pendant 5 ou 6 jours une hyperthermie de 1° environ, puis tout rentre dans l'ordre. Quelquefois on voit se produire un ulcère peu étendu qui se cicatrice en 15 jours. L'animal succombe rarement.

Le cobaye de 250 grammes succombe entre 21 et 40 heures avec un abaissement de température de 10 degrés environ. Le cobaye de 700 résiste sans présenter d'autre symptôme qu'une légère fatigue.

Deux centimètres cubes de bouillon de culture de 48 heures inoculés sous la peau d'un cobaye de 500 grammes ne déterminent généralement pas la mort ; lorsque celle-ci survient, ce n'est qu'au bout d'une quinzaine de jours ; l'animal a présenté une légère hyperthermie dans les heures qui ont suivi l'injection, puis au bout de deux jours la cuisse a augmenté de volume, surtout au niveau du point d'inoculation, elle était douloureuse, les mouvements étaient difficiles ; en trois jours se développait au point de l'injection une eschare qui en tombant laissait à sa place un ulcère atone entouré d'un bourrelet saillant.

Trois centimètres cubes de la même culture, injectés dans les mêmes conditions, tuent généralement le cobaye de 500 grammes en 6 à 8 jours.

A la dose de 5 cmc. en inoculation sous-cutanée,

les cultures de 2 jours en bouillon tuent généralement les cobayes de 450 à 650 grammes en 21 à 36 heures avec les mêmes symptômes que ceux déjà décrits chez les animaux de même poids inoculés avec 4 cmc. ; mais ils présentent de plus que ces derniers une hypothermie qui, au lieu de s'arrêter à 8° environ, peut descendre jusqu'à 19° ! Donnons quelques exemples.

Un cobaye de 570 grammes a succombé dans ces conditions en 32 heures en présentant une température rectale de :

35° 6 heures après l'inoculation
31° 27 —
21° 31 —

une heure environ avant la mort.

Un cobaye de 470 grammes, mort en 26 heures, avait une température de :

37° 6 heures après l'inoculation
36° 11 —
34° 12 —
26° 21 —
22° 24 —
et enfin 19° 26 —

quelques minutes avant la mort.

Comme on le voit, la température baisse progressivement à partir des quelques heures qui suivent l'inoculation, et suit une courbe régulièrement descendante jusqu'à la mort. Ces modifications de la température sont dues, comme nous le verrons plus loin, à l'action des toxines de l'érythrobacillus.

Dans certains cas très rares, nous avons vu les cobayes de ce poids résister pendant 50 jours environ, et même guérir. Dans ces conditions, ils présentent une hyperthermie de 1 à 2° le lendemain de l'inoculation et de 1/2° à 2° le second jour, pour revenir ensuite à la température normale.

Un animal de cette taille, qui avait succombé au bout de 53 jours, présentait en un mois une eschare étendue au point de l'inoculation; à l'autopsie, les deux lobes supérieurs des poumons étaient le siége de broncho-pneumonie, les autres organes semblaient sains.

Les cobayes de 250 à 300 grammes environ succombent presque tous en 12 heures à peu près à cette inoculation avec une hypothermie accentuée; nous avons vu mourir un cobaye de ce poids en 5 heures avec 23° de température.

Une inoculation sous-cutanée de 10 centimètres cubes de cette même culture tue les cobayes de 500 grammes environ en 22 à 30 heures, avec les mêmes symptômes que précédemment : l'hypothermie est sensiblement comparable à celle obtenue par l'injection de 4 centimètres cubes.

Si l'on injecte 20 centimètres cubes de culture à des animaux de 450 à 600 grammes, il est rare de les voir résister plus de 18 heures ; dans ce dernier cas, la mort survient en trois jours environ.

Injection intra-péritonéale. — Les cobayes succombent en 8 à 18 heures à une injection intra-péritonéale de 1/10 à 1/2 cc., quel que soit leur poids ; ils présentent les mêmes symptômes que les animaux inoculés sous la peau, lorsque l'infection est rapide. La température au moment de la mort est de 27° environ. A l'autopsie, le péritoine est injecté ; on note de la périhépatite. Le sang du cœur et l'urine des animaux ensemencés donnent des cultures pures de l'érythrobacillus.

1 centimètre cube amène la mort d'un cobaye en 8 à 12 heures s'il pèse 450 grammes, et en 12 à 24 heures si son poids est de 700 grammes. Les symptômes sont les mêmes que précédemment, mais l'hypothermie se manifeste plus rapidement et les convulsions manquent.

Prenons un exemple :

Cobaye inoculé dans le péritoine avec 1 centimètre cube d'un bouillon de 450 grammes de culture de 2 jours.

4 heures après l'inoculation : 32°
7 heures après l'inoculation : 29°
8 heures après l'inoculation : 28°. Mort.

Sept heures après l'injection, l'animal se tient encore sur ses pattes, mais il frissonne violemment, présente par moments de grandes oscillations sur lui-même, puis il finit par s'étendre sur le ventre ou sur le flanc et meurt les membres en extension.

L'animal, quelle que soit sa taille, succombe, à de très rares exceptions près, en 5 à 8 heures, à une injection de 4 ou 5 centimètres cubes de bouillon de culture.

En tout cas, il ne survit pas plus de 30 heures. Les symptômes sont toujours les mêmes, mais l'hypothermie est encore plus accentuée ; les convulsions manquent, et l'animal est absolument prostré au bout de 5 heures. Donnons deux exemples pour fixer les idées :

1o Cobaye de 500 grammes inoculé dans le péritoine avec 4 centimètres cubes de bouillon de culture de 2 jours.

3 heures après l'inoculation θ		28°
4 heures	—	27°
5 heures	—	26o
5 heures 1/2	—	25o. Mort.

2° Cobaye de 410 grammes inoculé dans le péritoine avec 4 centimètres cubes de bouillon de culture de 2 jours.

1 heure 1/2 après l'inoculation θ		30o
6 heures	—	24o
7 heures	—	22o. Mort.

Injection intra-pulmonaire. — Elle est presque sans effet sur les cobayes de 450 grammes à la dose de 1/4 et 1/2 centimètre cube de culture de 48 heures, conditions dans lesquelles on note parfois une chute partielle des poils. Elle les tue en moins de 12 heures à 2 centimètres cubes ; les poumons sont congestionnés.

Injection intra-pleurale. — A la dose de 2 centimètres cubes, elle tue l'animal de 500 grammes en moins de 12 heures ; on note à l'autopsie de la pleurésie avec

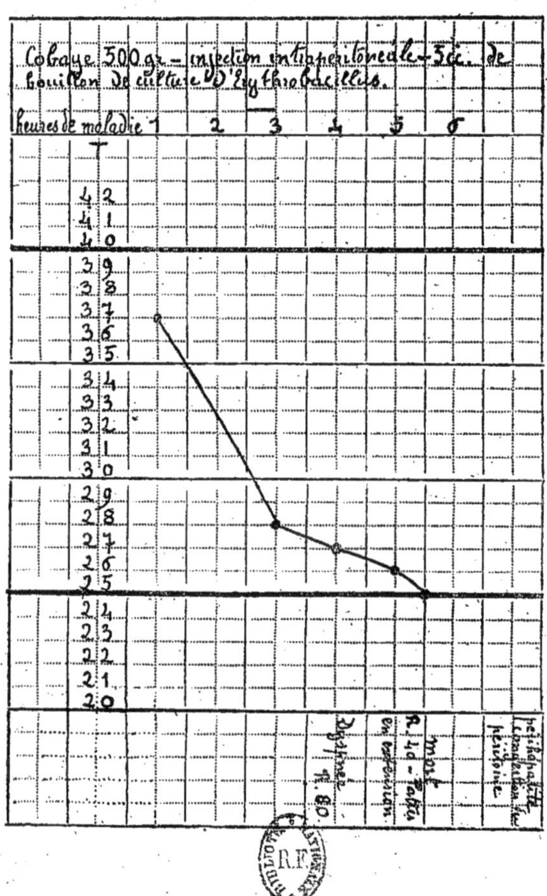
Cobaye 500 gr – injection intrapéritonéale – 5 cc. de
bouillon de culture d'Erythrobacillus.
heures de maladie 1 2 3 4 5 6
T
42
41
40
39
38
37
36
35
34
33
32
31
30
29
28
27
26
25
24
23
22
21
20
mort

épanchement purulent et production d'abondantes fausses-membranes.

Injection intra-crânienne. — Elle est inoffensive pour le cobaye adulte à la dose de III gouttes ; l'injection de X gouttes à un cobaye de 500 grammes détermine en 9 heures des mouvements convulsifs des pattes ; l'animal est étendu sur le flanc, la respiration précipitée, la température à 25° ; on note des vomissements, du battement des flancs, l'extension des membres. La mort survient en 10 heures. A l'autopsie, les organes paraissent sains ; les méninges sont congestionnées.

Ingestion. — L'ingestion de 5 centimètres cubes de culture en deux fois ne détermine aucun trouble chez le cobaye.

L'inhalation de bouillon de culture vaporisé ne produit également aucun effet.

Lapin.

Inoculation sous-cutanée. — Un lapin reçoit 1 centimètre cube de bouillon de culture de 2 jours sous la peau du flanc droit : il se forme bientôt au pli de l'aine correspondant un abcès qui atteint en un mois et demi le volume d'un œuf de poule. La patte droite postérieure est contractée, mais non paralysée. L'animal maigrit d'une façon considérable, puis l'abcès s'ouvre, le pus incolore s'évacue, et la plaie ne tarde pas à se cicatriser. En deux mois, le lapin reprend son poids primitif. On note pendant les quelques heures qui suivent l'inoculation une hypothermie de 1° environ.

Cette expérience, reprise plusieurs fois, a toujours donné le même résultat.

Notons que le pus bien lié et incolore contenu dans l'abcès se colore quelque temps après son issue. Des tubes ensemencés avec le pus retiré par ponction aseptique fournissent des cultures pures de l'érythrobacillus.

Une inoculation de 3 centimètres cubes produit les mêmes effets : l'abcès se forme en trois jours.

On observe à la suite d'une inoculation souscutanée de 1/10 centimètre cube, un ulcère arrondi, peu étendu, qui se cicatrise en 15 jours.

Si on inocule une forte dose de culture, 10 centimètres cubes, il se forme un ulcère très long à se cicatriser; on peut noter des troubles tels que la chute presque complète des poils sur le train postérieur et un amaigrissement considérable.

Injection intrapéritonéale. — Le lapin succombe généralement à une injection intrapéritonéale de 1 centimètre cube de bouillon de culture de 2 jours; des doses de 1/10 centimètre cube sont mêmes suffisantes dans la plupart des cas pour déterminer la mort.

Prenons comme type le lapin inoculé avec un centimètre cube.

Lapin : Poids 3.050 grammes, température 38°.

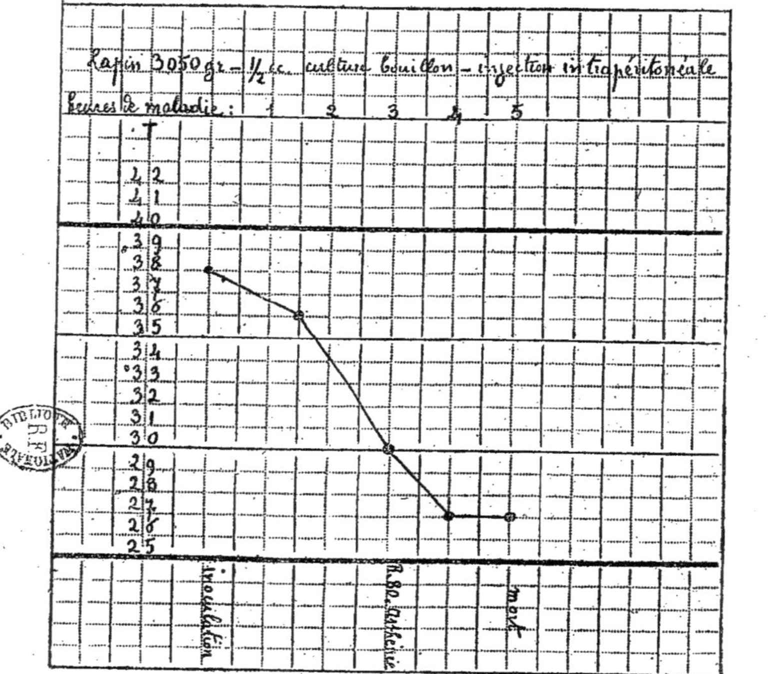
Lapin 3050 gr. – 1/2 cc. culture bouillon – injection intrapéritonéale
heures de maladie : 1 2 3 4 5
T
42
41
40
39
38
37
36
35
34
33
32
31
30
29
28
27
26
25
inoculation
R. 80. Asthénie
mort

1 h. 1/2 après l'inoculation, θ 36°; respiration 120 à la minute, peut à peine se traîner.

3 heures après l'inoculation, θ 30°; respiration 80, incapable de faire aucun mouvement, ne réagit pas à la piqûre, ne peut se relever quand on le couche sur le flanc. Respiration bruyante, battement des narines et des flancs, dyspnée. Réflexes conservés (excitation faradique). Etendu sur le ventre, incapable de se tenir sur ses pattes, résolution musculaire, pattes étendues, pouvant être mobilisées en tous sens sans que l'animal oppose aucune résistance.

4 heures après l'inoculation, θ 27°, respiration 48. Meurt en 5 heures dans une convulsion (θ 27°). Membres et tête en extension.

Un tube ensemencé avec le sang du cœur fournit une culture pure de l'érythrobacillus. A l'autopsie, le péritoine est congestionné.

Il arrive parfois que les lapins ne succombent pas aussi rapidement à cette injection ; ils peuvent résister par exemple huit jours, mais dans ce cas la marche de l'hypothermie est intéressante à noter ; la température baisse de 1° environ par 24 heures pendant cinq jours, puis elle remonte et redevient normale au moment de la mort, c'est-à-dire en huit jours.

Nous avons fait pour cette observation une feuille de température à laquelle nous renvoyons.

Des doses faibles, 1/10 cc., ont déterminé la mort des animaux en 16 heures environ en hypothermie (34°). Pendant les trois dernières heures, les symptômes sont les mêmes que ceux déjà constatés ; on note de plus des soubresauts convulsifs.

Des doses fortes, 5, 10 et 20 cc., tuent le lapin en 6 heures environ, mais l'hypothermie ne dépasse pas généralement 1 ou 2°. L'animal est somnolent, sans convulsions.

Ajoutons que nous avons vu une ou deux fois les lapins résister à des injections péritonéales de 5 et 10 cc. de culture.

Injection intra-veineuse. — Le lapin adulte supporte l'injection intra-veineuse de 1/10 centimètre cube de culture, après avoir présenté pendant quelques heures une légère hyperthermie.

La même injection à la dose de 1/2 centimètre cube le tue en 30 heures environ, en hypothermie.

1 centimètre cube le tue en 30 heures, après avoir déterminé de la prostration pendant quelques heures. A l'autopsie, aucune lésion appréciable. Le sang du cœur ensemencé fournit des cultures pures de l'érythrobacillus.

Une injection de 2 centimètres cubes tue le lapin en 4 ou 5 heures : l'animal présente les symptômes relatés dans l'observation suivante :

Lapin 3020 grammes, injection intra-veineuse de 2 centimètres cubes de bouillon de culture de 48 heures d'érythrobacillus.

3 heures après l'inoculation θ 37°.

3 h. 1/2 après, 6 convulsions consécutives pendant lesquelles le lapin roule sur lui-même plusieurs

fois autour de l'axe de son corps ; par moments il fait presque un cercle complet, en se plaçant dans l'emprosthotonos, et décrit ainsi plusieurs circonférences autour d'un axe vertical ; de temps à autre ses pattes antérieures, sont le siége de mouvements alternatifs qu'on ne saurait mieux comparer qu'à ceux des pédales d'une bicyclette. A ce moment, il a 100 respirations à la minute, les battements des flancs sont accentués.

Ces convulsions présentent des moments d'accalmie, durant environ une minute, et pendant lesquels le lapin reste étendu sur le flanc.

Puis les convulsions deviennent moins fréquentes, pendant 1 h. 1/2 environ ; température 37°, 140 respirations à la minute, paralysie des sphincters.

En 4 heures, température 36°, 120 respirations, muscles flasques, sensibilité conservée, tête et pattes en extension.

Meurt en 5 heures. Température 33°. Convulsions fréquentes à ce moment. Rigidité musculaire 1/2 heure après la mort.

Ensemencement de sang du cœur donne culture normale. Organes paraissent sains.

Comme chez le cobaye, nous noterons surtout chez le lapin l'hypothermie, les convulsions, la prostration, l'extension des membres, la septicémie.

Nous verrons en étudiant les toxines de l'érythrobacillus que la plupart de ces phénomènes sont dus à leur action.

Inoculation dans la chambre antérieure de l'œil. — Deux gouttes de bouillon de culture dans la chambre antérieure de l'œil d'un lapin déterminent, en 24 heures, une suppuration de la chambre antérieure avec kératite purulente et conjonctivite aiguë : on observe au niveau de la cornée une sécrétion muco-purulente qui devient moins abondante en 3 jours.

Au bout de 6 jours, on voit se former un staphylome antérieur opaque, avec injection conjonctivale périkératique. Au bout d'un mois, le staphylome persiste, puis on note la phthsie du globe oculaire.

Dans d'autres cas, cette inoculation donne naissance à un kératoglobe, à des synéchies postérieures, et finalement à de la panophthalmie.

Rat blanc.

Inoculation sous-cutanée. — Une inoculation sous-cutanée de 1 centimètre cube de bouillon de culture de deux jours paraît fatiguer l'animal ; il reste pendant 24 heures pelotonné sur lui-même, le poil, hérissé, ne touchant pas à ses aliments ; puis il reprend peu à peu son aspect normal.

2 centimètres cubes de bouillon de culture sous la peau d'un rat le tuent en 36 heures ; son poil se hérisse après quelques heures, il devient somnolent, et le lendemain de l'inoculation il est incapable de remuer ; c'est à peine si, renversé sur le dos, il trouve la force nécessaire pour se relever. A l'autopsie

œdème rose du tissu cellulaire sous-cutané ; un tube ensemencé avec le sang fournit une culture pure.

5 centimètres cubes de bouillon de culture tuent l'animal entre 18 et 24 heures, avec les mêmes symptômes.

Injection intra-péritonéale. — Le rat succombe en 12 heures à l'injection intra-péritonéale de 1/10 centimètre cube de bouillon de culture, après avoir présenté une dyspnée intense et une prostration complète.

Souris blanche.

Inoculation sous-cutanée. — 1/10 centimètre cube de bouillon de culture sous la peau d'une souris la tue en quinze heures environ ; 1/20 centimètre cube la rend malade pendant deux jours, mais elle résiste.

1/2 cc. sous la peau la tue en trois heures; elle n'est pas pigmentée, et ses organes ne présentent aucune altération macroscopique.

Injection intra-péritonéale. — Elle tue la souris en 4 heures à la dose de 1/10 cc. et en 12 heures environ à celle de 1/20 cc. Dans tous ces cas, le sang du cœur donne des cultures pures du bacille rouge.

Chien.

Inoculation sous-cutanée. — On inocule 10 cc. de bouillon de culture de 2 jours à un chien de 4650 grammes. Le premier jour, il ne touche pas à ses aliments et reste blotti dans un coin. Trois jours après, la peau s'est sphacélée au point d'inoculation, laissant une plaie circulaire de 5 centimètres de diamètre, à bords décollés et taillés à pic, et par laquelle suinte un pus crémeux rouge. Ce pus contient des bacilles en quantité; ensemencé, il fournit des cultures pures.

Le chien fait une hyperthermie légère pendant quelques jours, puis la plaie se cicatrise.

Injection intrapéritonéale. — Un chien de 6 kilos supporte des injections intrapéritonéales de 2 et de 7 cc. de bouillon de culture en présentant seulement pendant quelques heures une légère hyperthermie de 1° environ.

10 à 20 cc. tuent un chien de 1050 grammes en moins de 15 heures.

Si le chien pèse 4 kilos environ, cette injection déterminera seulement chez lui de la somnolence pendant quelques heures. 40 centimètres cubes de bouillon de culture injectés dans le péritoine d'un chien de 6 kilos déterminent la mort en 20 heures environ. Les pattes sont raidies dans l'extension complète. A l'autopsie, le liquide injecté a pris une teinte rouge groseille, les anses intestinales sont congestionnées, le sang du cœur donne des cultures pures de l'érythrobacillus.

Injection intra-veineuse. — 1 cc. en injection intraveineuse détermine chez un chien de 5 kilos une hyperthermie de 1 ou 2° qui dure trois jours, et pendant lesquels l'animal, très fatigué, ne touche pas à sa nourriture. Puis la température redevient normale, et le chien reprend le dessus.

Un chien de 6 kilos succombe en 36 heures à l'injection intra-veineuse de 40 cc. de bouillon de culture ; les pattes sont raidies en extension, et les contractures des mâchoires ont déterminé de larges morsures de la langue.

Chat. — L'injection de 5 cc. de culture dans le péritoine d'un chat détermine bientôt de la somnolence, et l'animal succombe en 12 heures environ. Le germe est retrouvé dans le sang du cœur.

Poule.

Inoculation sous-cutanée. — 10 cc. ou 20 cc. de bouillon de culture inoculés sous la peau d'une poule ne déterminent aucune réaction.

Injection intrapéritonéale. — Au contraire, une injection intra-péritonéale détermine une chute progressive des plumes qui est presque totale au bout de deux mois ; en même temps l'animal maigrit sensiblement. Puis, peu à peu, la poule reprend le dessus, elle engraisse, et voit ses plumes repousser rapidement.

Pigeon.

Inoculation sous-cutanée. — 10 et 20 cc. de bouillon de culture, inoculés sous la peau, déterminent la formation d'eschares, qui tombent, et laissent à découvert une plaie qui ne tarde pas à se cicatriser.

Injection intra-péritonéale. — 5 cc. de bouillon de culture dans le péritoine ne déterminent aucun trouble chez l'animal ; l'injection de 40 cc. de culture le tue en moins de 12 heures : il y a de la congestion du péritoine et de la périhépatite. Le sang du cœur contient l'érythrobacillus à l'état de pureté.

Oiseaux de petite taille.

Inoculation sous-cutanée. — Un calfat inoculé sous la peau avec 2 centimètres cubes de bouillon de culture de 2 jours succombe en 36 heures ; ses pattes et sa tête sont en extension, les organes paraissent sains. Le sang du cœur donne naissance à des cultures pures du bacille rouge.

Injection intra-péritonéale. — 1/4 centimètre cube de bouillon de culture en injection intra-péritonéale détermine la mort de l'animal en 5 à 12 heures, avec les mêmes symptômes que précédemment.

Insistons, en terminant ces inoculations, sur l'hypothermie et les symptômes nerveux déterminés par l'action des cultures sur les animaux, faits que nous retrouverons plus loin en abordant l'étude de la toxine de l'érythrobacillus.

Poissons.

L'érythrobacillus est pathogène pour les poissons ainsi que le démontre l'expérience suivante, pratiquée par M. le professeur Rappin avec l'aide de M. Soubrane.

L'expérience a porté sur deux petits poissons placés dans un bocal contenant environ 4 litres d'eau filtrée par la ville (filtres à sable), et prise au robinet du laboratoire. Le fond était garni de sable.

Il y avait une *ablette*, petit poisson de rivière, de la taille du gardon, et un *boër*, poisson de petite taille importé du Canada et acclimaté dans la Sèvre Nantaise, ressemblant à la limande (10 c.m.c. sur 5 à 6 de large).

Un soir, à 6 heures, M. Soubrane verse dans le bocal 5 centimètres cubes d'une émulsion en bouillon d'une culture sur gélose de 3 ou 4 jours ensemencée avec le sang d'un cobaye.

L'ablette meurt en moins de 12 heures, mais le boër est encore vigoureux après ce temps.

M. Soubrane verse alors dans le bocal 40 centimètres cubes de bouillon de coloration rosée, ensemencé la veille au soir à 6 heures avec la même culture sur gélose, et placée à 37°.

Le lendemain, le boër meurt vers 11 heures ; l'eau est fortement troublée.

Au début, l'eau était parfaitement limpide. On la changeait tous les deux jours, et au moment du renouvellement elle n'était pas troublée et avait à peine changé de teinte. Elle a donc été troublée par l'ensemencement du bacille rouge.

L'expérience a été faite dans une eau *fraîche*, et les poissons sont morts tous deux avant 48 heures.

Des poissons semblables avaient succombé auparavant lorsqu'on n'avait pas renouvelé l'eau au bout de 48 heures. Les poissons étant morts avant ce laps de temps, on ne peut incriminer la mauvaise qualité de l'eau, *mais seulement la présence du microbe.*

Autopsie. — Les poissons ont été lavés dans de l'eau stérile ; la peau, cautérisée avec un agitateur, est incisée avec un bistouri stérile. Les organes sont enlevés avec des instruments aseptiques, cautérisés, puis on les ensemence dans des tubes de gélose.

Ils fournissent des cultures de l'érythrobacillus associées à un bacille coliforme et à un coccus banal.

Les poissons ont donné tous deux le même résultat ; l'absorption des microbes a pu se faire par leurs organes respiratoires ou par leur tube digestif, peut-être par les deux.

Virulence.

Influence de l'air, de la lumière diffuse et solaire, de l'âge, de la chaleur et des antiseptiques sur la virulence des cultures de l'érythrobacillus.

Age et air. — *L'âge* affaiblit les cultures, mais le temps que nécessite l'atténuation est remarquable. Au bout de *deux mois*, la virulence est la même que le second jour ; les animaux présentent les mêmes symptômes dans les deux cas.

L'atténuation se manifeste au bout de *quatre mois*

seulement ; un cobaye de 400 grammes inoculé sous la peau avec 5 cc. de cette culture présente, pendant 10 jours, une hypothermie de 3 ou 4 degrés (35° en moyenne) ; il présente de la *séborrhée*, ses *poils deviennent extrêmement rares*, principalement sur le dos, et son poids tombe *de 400 à 250 grammes*. Dix-sept jours plus tard, il a engraissé de 100 grammes, et ses poils commencent à repousser. Quarante jours après l'injection, l'animal a repris son aspect primitif.

Il est difficile de faire dans ce cas la part de l'âge de la culture et celle de l'action de l'air ; il semble bien cependant que l'air ne joue qu'un rôle secondaire dans cette atténuation, car au bout d'un an des bouillons de culture conservés dans des flacons scellés ont sensiblement la même action que les bouillons conservés à l'air. Les expériences suivantes mettent ce fait en évidence : un bouillon de culture conservé pendant un an dans des flacons scellés, inoculé à la dose de 5 cc. sous la peau d'un cobaye de 550 grammes, produit localement en 24 heures un énorme phlyctène et une légère hypothermie de 3 degrés environ qui dure pendant 6 jours : à ce moment apparaît au point d'inoculation, une eschare étendue ; l'animal guérit en un mois.

Le bouillon conservé *pendant un an, mais dans des flacons non scellés,* et seulement bouchés à la ouate, semble un peu moins actif que le précédent.

La température rectale descend bien à 35° pendant six jours, mais il ne se forme ni phlyctène ni eschare au point de l'inoculation.

L'atténuation obtenue dans ces cultures âgées ne porte pas sur le microbe lui-même; en effet, si on ensemence avec une de ces vieilles cultures un bouillon neuf, celui-ci tue le cobaye en hypothermie en 24 heures environ.

Lumière diffuse et lumière solaire. — Ces agents agissent très peu sur la virulence. Les bouillons de culture placés pendant un mois à la lumière diffuse ou exposés pendant 80 heures environ au soleil présentent une virulence normale.

Chaleur. — Son action a été étudiée en même temps que la toxine.

Antiseptiques. — Nous avons essayé le borate de soude: le bouillon de culture additionné de borate de soude à 3 o/o est généralement supporté en inoculation sous-cutanée à la dose de 5 centimètres cubes par un cobaye adulte.

Passages. Sacs de collodion. — Nous avons essayé de renforcer la virulence de l'érythrobacillus par des passages successifs de cobaye à cobaye ou par la méthode des sacs de collodion.

Après huit passages successifs, le microbe présentait une virulence absolument normale; il n'était pas modifié non plus par un passage en sac de collodion.

Il est à remarquer que cette virulence est très fixe; elle n'a pas varié depuis que nous étudions l'érythrobacillus.

Virulence des milieux minéraux. — Le milieu d'Uschinsky, inoculé sous la peau d'un cobaye de

450 grammes (dose 10 cc.), après un mois de culture, forme en deux jours une eschare au point d'inoculation ; en trois jours, l'eschare recouvre l'abdomen tout entier. Elle tombe en huit jours en laissant à sa place une surface anfractueuse, à bords décollés, saignante par places.

La mort survient au bout d'un mois.

L'inoculation du milieu minéral est moins active, comme on le voit, au point de vue général, que celle du bouillon, mais elle détermine localement des troubles trophiques importants.

Inoculation de cultures solides. — Pour étudier la virulence du microbe lui-même, indépendamment de celle de ses produits solubles dissous dans les bouillons de culture, nous avons inoculé à des cobayes le produit de raclage de cultures sur gélose dilué dans du bouillon stérilisé. Ce milieu, préparé de telle façon que le trouble produit soit comparable à celui d'une culture de colibacille de 24 heures, présente une virulence comparable à celle des bouillons de deux jours.

Inoculation d'organes d'animaux infectés. — Le foie d'un lapin mort d'une injection intra-péritonéale de bouillon de culture est prélevé et broyé aseptiquement dans un mortier ; on y ajoute du bouillon stérilisé et on laisse macérer pendant 24 heures. On exprime alors à travers un linge stérile ; 4 cc. de cette préparation tuent le cobaye adulte en deux jours : l'animal présente de l'hypothermie (30°).

VII

INJECTION DE TOXINE

Cobaye.

Injection sous-cutanée. — Nous avons vu plus haut, en étudiant la toxine, que la dose mortelle pour le cobaye adulte était de 10 ceutimètres cubes, en injection sous-cutanée ou intra-péritonéale, et que nous nous servions de cultures stérilisées par la chaleur.

Dans ces conditions, le cobaye meurt entre 10 et 16 heures.

Décrivons les phénomènes observés chez l'animal à la suite de cette injection, phénomènes de tous points comparables à ceux qu'on observe après une inoculation de culture.

Cobaye de 480 grammes, injection sous-cutanée de 10 centimètres cubes de toxine (culture de 15 jours stérilisée pendant 1 heure à 58°).

6 heures après l'injection. T. 30°.

9 heures après l'injection, tremblements. T. 29°.

11 heures après l'injection, rythme respiratoire ralenti, somnolent. T. 23°.

12 heures après l'injection, étalé sur le ventre, pattes en extension, meurt avec T. 22°.

Comme on le voit, la toxine a une part prépondé-

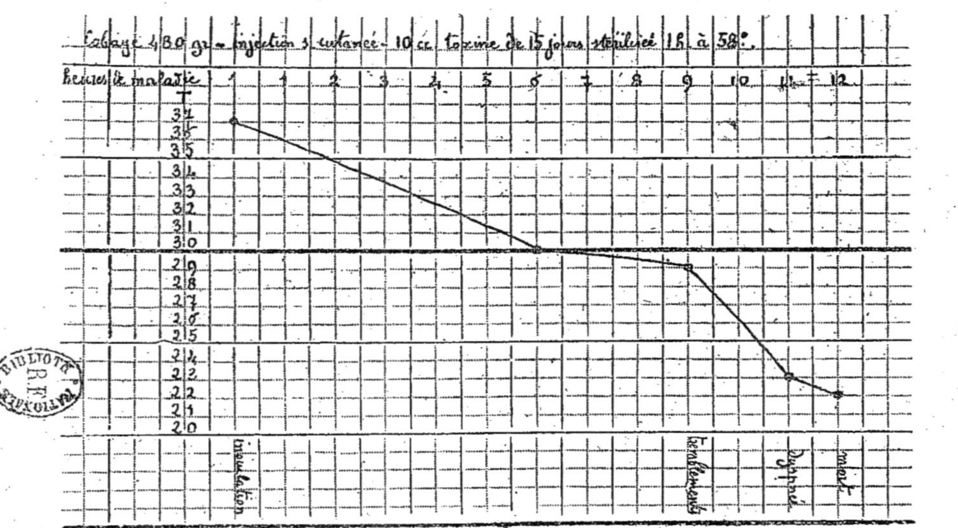
Cobaye 480 gr — injection s cutanée — 10 cc toxine de 15 jours stérilisée 1h à 58°.
heures de maladie
T
2 3 4 5 6 7 8 9 10 12
inoculation
tremblements
Dyspnée
mort

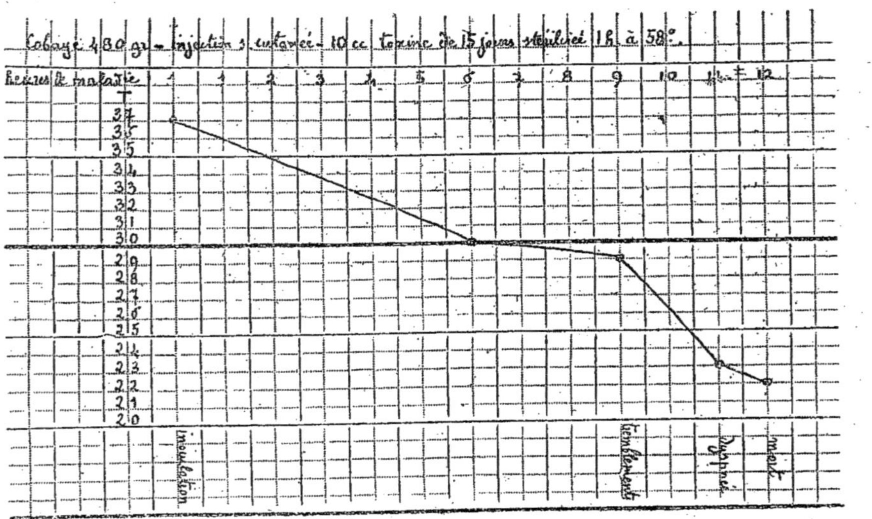
Cobaye 430 gr – Injection s/cutanée – 10 cc toxine de 15 jours stérilisée 1 h. à 58°.
heures de maladie
T
inoculation
tremblements
dyspnée
mort

rante dans les symptômes présentés par les animaux injectés.

Une dose plus faible, 5 centimètres cubes, peut se montrer inoffensive ou tuer le cobaye en 4 jours environ avec une température de 33°. A l'autopsie, foyers hémorrhagiques pulmonaires, reins congestionnés.

Deux centimètres cubes forment au point d'inoculation une eschare qui tombe en 15 jours.

Injection intrapéritonéale. — A la dose de 10 centimètres cubes, la toxine agit de même façon qu'en injection sous-cutanée et détermine la mort en 18 heures. Le sang coagulé forme dans le cœur un bloc gélatineux.

Des doses de 1 et de 5 centimètres cubes nous ont également fourni des résultats analogues, mais d'une façon inconstante.

Nous ne nous occuperons pas ici des variations que peut subir la toxine sous l'influence des conditions de milieu : nous les avons étudiées plus haut.

Lapin.

Injection sous-cutanée. — Le lapin succombe en un mois et demi environ à l'injection sous-cutanée de 10 centimètres cubes de toxine.

Lapin de 1820 grammes. Injection sous-cutanée de 10 centimètres cubes de toxine (culture de 15 jours, stérilisée pendant 1 heure, à 58°).

Pendant deux jours, l'animal reste bien portant.

Le troisième jour, il est blotti dans sa cage, le poil hérissé ; la patte avoisinant le point d'inoculation est rétractée, mais non paralysée. Il a maigri (1665 gr.) et présente une hyperthermie de 2°.

La fièvre continue les jours suivants.

Vers le quinzième jour se forme au niveau du point d'inoculation un ulcère arrondi de 2 centimètres de diamètre, à bords décollés, à fond sanieux.

Cet ulcère s'étend peu à peu, l'animal maigrit encore, il est en proie à une somnolence continuelle et meurt au bout d'un mois et demi.

Une injection de 20, 40 et 50 cc. sous la peau tue le lapin en un mois environ. Il présente les mêmes symptômes que ceux que nous venons de passer en revue, mais, de plus, il perd la plus grande partie de ses poils. Nous avons déjà, on se le rappelle, noté ce phénomène à la suite des inoculations au cobaye de cultures âgées (4 mois).

Nous avons pratiqué des coupes d'organes du lapin mort dans ces conditions ; le rein présente de la nécrose de coagulation des cellules épithéliales des tubes contournés, des exsudats intraglomérulaires et de la congestion par places. Dans le poumon, on note de la congestion et un exsudat intraalvéolaire. Enfin, dans le foie, les cellules hépatiques subissent également la nécrose de coagulation. Comme on le voit, les lésions sont analogues à celles déterminées par les cultures ; elles intéressent surtout les épithéliums.

Des injections sous-cutanées de 1 et 2 centimètres cubes se sont montrées sans effet.

Injection intrapéritonéale. — La même toxine que dans les expériences précédentes, injectée dans le péritoine d'un lapin à la dose de 5 centimètres cubes le tue en 4 jours. Il présente pendant les heures qui précèdent sa mort une dyspnée intense avec battement des flancs, cornage. Diarrhée. La température, 2 heures avant la mort, est de 29°. La mort survient après deux ou trois convulsions.

10 centimètres cubes de toxine dans le péritoine tuent l'animal en 4 à 18 heures.

Lapin. Poids 1720 grammes. Injection intrapéritonéale de 10 centimètres cubes de toxine.

1/2 heure après l'injection, respiration est rapide (240 inspirations par minute) ; animal est somnolent, peut à peine se tenir sur ses pattes et se remuer.

2 heures après l'injection, même état : T. 36°,5

16 heures après l'injection, 26 inspirations. T. 27°

Etendu sur le flanc, meurt en 18 heures.

Autopsie : péritonite, foyers hémorrhagiques sur l'intestin, sang coagulé, moulant les ventricules.

Avec 10 centimètres cubes, un abattement profond s'empare du lapin qui meurt en 4 heures (T. 34°).

Injection intraveineuse. — Une injection intraveineuse de 2 centimètres cubes de toxine détermine en une demi-heure de la dyspnée et de la somnolence.

Le lendemain, l'état général semble meilleur (T. 37°).

Le troisième jour après l'injection, l'animal reste blotti dans sa cage, somnolent (T. 35°, R. 44).

La température baisse, et le quatrième jour elle atteint 27°. Des convulsions toxiques apparaissent, et le lapin meurt 4 heures après leur début, les pattes et la tête en extension.

Autopsie. — Reins congestionnés. Autres organes paraissent sains. Vessie considérablement distendue.

Le lapin peut supporter des injections intraveineuses de 2 et 5 centimètres cubes de toxine sans présenter autre chose que de la somnolence, une hyperthermie de 2° et de la diarrhée pendant quelques jours.

En résumé, nous reproduisons à peu près, comme chez le cobaye, les symptômes déterminés par l'inoculation des cultures en injectant leurs produits solubles. Nous retrouvons dans les injections sous-cutanées l'ulcère. Dans les injections intrapéritonéales l'hypothermie, la dyspnée, les convulsions, la somnolence, l'ischémie, l'extension des membres, tous signes qui se retrouvent également au complet dans les injections intraveineuses de cultures et de toxines, et qui sont la signature de la maladie.

Rat blanc.

Injection sous-cutanée. — La toxine en injection sous-cutanée à la dose de 5 à 10 centimètres cubes déprime l'animal pendant quelques jours, après lesquels il reprend son aspect habituel.

Injection intrapéritonéale. — Elle est inoffensive à la dose de 1/10 centimètre cube : 1 centimètre cube tue le rat, après avoir déterminé une prostration extrême et une accélération du rythme respiratoire.

A l'autopsie, les organes n'offrent aucune lésion apparente.

Souris blanche.

Injection sous-cutanée. — La souris succombe en 18 à 48 heures à l'injection sous-cutanée de 1 centimètre cube de toxine (culture de 8 jours stérilisée pendant une heure à 58°).

Peu de temps après l'injection (1 heure environ), l'animal est en proie à une asthénie très marquée et à une somnolence continuelle qui persiste jusqu'à la mort : la respiration est très rapide.

A 2 centimètres cubes de cette même injection on voit apparaître les mêmes symptômes, mais beaucoup plus rapidement. Deux heures après l'injection, la souris est couchée sur le flanc, immobile.

Il lui est impossible, même sous l'influence d'une excitation, d'accomplir aucun mouvement. Elle meurt en 6 heures.

Injection intra-péritonéale. — 1/10 de centimètre cube de toxine tue la souris en 36 heures en injection intra-péritonéale. Les symptômes de l'injection sous-cutanée reparaissent au complet.

Si la dose est de 1/2 centimètre cube, la souris présente également les mêmes signes et meurt en moins de 12 heures.

Chien.

Injection sous-cutanée. — Cette injection est inoffensive pour le chien à la dose de 20 centimètres cubes.

Injection intra-péritonéale. — A la dose de 20 centimètres cubes, le chien présente seulement de la lassitude pendant 12 heures.

Pour nous résumer, les effets identiques produits par l'injection de cultures ou de toxines à tous les animaux expérimentés, sont, dans les infections rapides, l'asthénie et la somnolence, la dyspnée, les convulsions, la mort rapide en hypothermie et les membres en extension, l'œdème local au point d'inoculation, la septicémie.

Quand la maladie évolue plus lentement, les animaux inoculés sous la peau maigrissent et présentent localement une eschare qui tombe et fait place à un ulcère ; nous les avons vu dans certains cas perdre une grande partie de leurs poils.

En terminant l'étude de l'érythrobacillus, développons une propriété du microbe qui présente un certain intérêt, nous voulons parler de son passage à travers le placenta.

VIII

PASSAGE DU BACILLE A TRAVERS LE PLACENTA

Ce passage est constant si on attend pour le rechercher que l'hypothermie soit suffisamment accentuée (entre 20 et 30°).

Nos premières recherches ont porté : 1o sur le sang des fœtus expulsés à la suite d'*un avortement provoqué par l'inoculation*, la mère présentant l'*hypothermie* voulue.

2o Sur le sang du cœur des fœtus prélevé aseptiquement *aussitôt après la mort de la mère*.

Afin d'établir le fait d'une façon rigoureuse, nous avons examiné en outre :

3o Le sang des fœtus extraits en pratiquant une *opération césarienne* sur une femelle anesthésiée à l'éther, l'hypothermie étant suffisante, et enfin :

4o Le sang des fœtus prélevés immédiatement après la mort de l'animal tué par strangulation, l'hypothermie ayant atteint le degré voulu.

Le sang des animaux contenait une petite quantité de bacilles, mais les examens extemporanés ne pouvant suffire pour caractériser ces microbes, nous avons dans tous les cas ensemencé des tubes de gélose en strie avec X gouttes de sang au minimum. Sept expériences pratiquées dans ces conditions ont été positives.

Qu'il s'agisse au contraire de femelles avortant dans les heures qui suivent immédiatement l'inoculation, ou devant résister à l'infection après leur avortement, l'hypothermie dans ces deux cas sera de deux ou trois degrés, ou même nulle, et le sang des fœtus sera stérile.

Pour fixer les idées, relatons nos observations :

1° Femelle pleine de 450 grammes, inoculation sous-cutanée de 5 centimètres cubes de bouillon de culture de 48 heures.

24 heures après l'inoculation, œdème au point d'inoculation. Asthénie. T. 25°.

Chloroformisée. Extrait aseptiquement deux fœtus non à terme dont les cœurs battent énergiquement.

Cautérisation. *Sang des fœtus* et de la femelle *donne des cultures de l'érythrobacillus.*

2° Femelle pleine de 700 grammes. Inoculation sous-cutanée de 5 cent. cubes de culture de 48 heures.

18 heures après l'inoculation. T. 30°.

19 heures après l'inoculation. T. 28°.

Sacrifiée à ce moment. *Sang des trois fœtus* et de la mère *donne des cultures pures* (cœur des fœtus battait encore à l'autopsie).

3° Femelle pleine, 3 cc. de culture sous-cutanée.

12 heures après l'inoculation, *avorte* de deux fœtus mort-nés non à terme, *température de la mère étant normale.* Leur sang est stérile.

Meurt en 24 heures. Son sang et *celui d'un troi-*

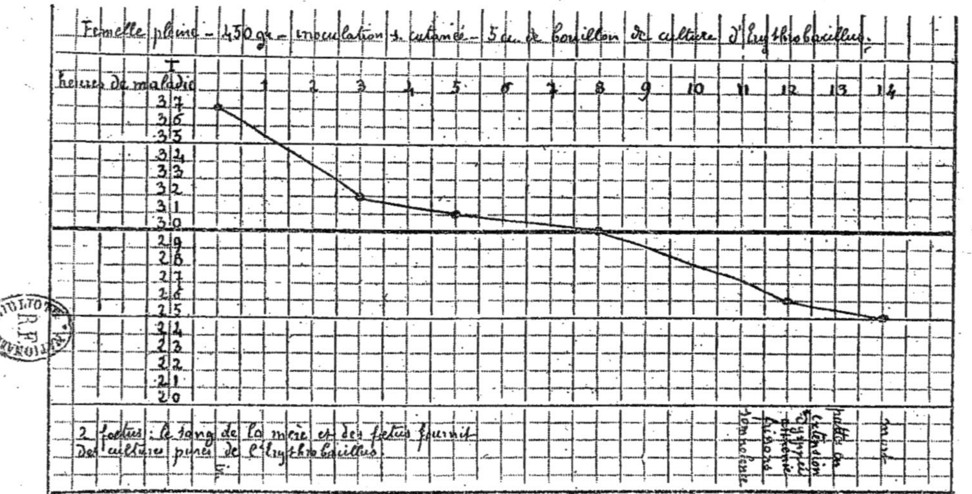

Femelle pleine - 450 gr - inoculation s. cutanée - 5 cc. de bouillon de culture d'Erythrobacillus.
T
heures de maladie
1 2 3 4 5 6 7 8 9 10 11 12 13 14
37 36 35 34 33 32 31 30 29 28 27 26 25 24 23 22 21 20
2 foetus : le sang de la mère et des fœtus fournit des cultures pures de l'Erythrobacillus.
somnolence
frissons
asthénie
dyspnée
extension
pattes en
mort

sième fœtus donnent des cultures de l'érythrobacillus.

4° Femelle pleine, 5 cc. culture, inoculation sous-cutanée.

24 heures, *avorte* de deux fœtus mort-nés à terme. *Sang des fœtus donne érythrobacillus.*

Sang de mère morte, huit jours plus tard, fournit également cultures du microbe.

5o Femelle pleine, 450 grammes. Inoculation sous-cutanée de 5 centimètres cubes de bouillon de culture de deux jours.

3 heures après l'inoculation. T. 32°.

5 heures après l'inoculation. T. 31°.

8 heures après l'inoculation. T. 30o.

12 heures après l'inoculation. T. 26° ; dyspnée, asthénie complète, frissons.

12 heures après l'inoculation. T. 24° ; pattes en extension.

14 heures après l'inoculation. T. 25o ; mort.

Deux fœtus dont sang du cœur fournit cultures pures d'érythrobacillus.

6° Femelle pleine, 600 grammes. Inoculation sous-cutanée de 5 centimètres cubes d'émulsion de culture sur gélose dans du bouillon.

Avorte 12 heures après de quatre fœtus ; le sang du cœur de trois d'entre eux, largement ensemencé, donne des cultures de l'érythrobacillus ; deux gouttes du sang du quatrième, ensemencées sur gélose, ne donnent aucun résultat. La femelle meurt 24 heures après de septicémie.

7o Femelle pleine. Inoculation sous-cutanée de 5 centimètres cubes d'émulsion de culture sur gélose dans du bouillon.

24 heures après, 28°. Sacrifiée. Trois fœtus dont le cœur bat encore. Sang de la mère et des fœtus *donne des cultures* de l'érythrobacillus.

N. B. — Dans cette expérience, au moment où l'hypothermie était très manifeste (29°), nous avons placé l'animal dans l'étuve à 37° pendant une demi-heure. La température est remontée de deux degrés, mais le cobaye ayant été retiré de l'étuve, elle est redescendue immédiatement à 29°.

Dans une série d'autres expériences, si l'hypothermie se manifeste trop tard, comme dans les cas suivants, le germe ne traverse pas le placenta.

1o Femelle pleine, inoculation sous-cutanée, 5 centimètres cubes de bouillon de culture de 48 heures.

Avorte 7 heures après, *sans hypothermie*, de 3 fœtus à terme, l'un mort, l'autre mourant, le troisième bien portant.

Le sang du cœur de ces animaux est stérile.

La femelle survit

2o Femelle pleine, 500 grammes, inoculation sous-cutanée de 5 cc. de bouillon de culture.

Avorte 6 heures après de 4 fœtus dont le sang est stérile (pas d'hypothermie). Femelle meurt en 24 heures ; on retrouve le bacille dans son sang.

3o Femelle pleine, 990 grammes, inoculation sous-cutanée de 10 cc. de bouillon de culture de 2 jours.

2 heures après l'inoculation, T. 36°
4 — — 36°

la femelle avorte de 3 cobayes à terme, dont deux ont survécu ; le sang du troisième était stérile.

16 heures après l'inoculation T. 35°
20 — 33°
24 — 30°
26 — 28°
30 — mort

Ces trois dernières expériences, qui sont négatives, démontrent que dans les premières heures, tant qu'il ne s'est pas produit une hypothermie manifeste, le microbe ne traverse pas le placenta. Mais, aussitôt après que cette hypothermie s'est accusée, nous le voyons apparaître dans le sang du fœtus (12, 14, 18 et 24 heures dans nos observations).

Une telle constatation n'est-elle pas faite pour ébranler un peu nos notions actuelles sur la théorie du filtre placentaire, et n'est-il pas étonnant de voir un microbe de taille moyenne (2 1/2 μ) passer si facilement dans le sang du fœtus ?

On admet aujourd'hui que le placenta altéré peut laisser passer les bactéries dans les infections de longue durée. Faut-il voir ici une altération du placenta, déterminée par l'action de la toxine, et assez rapide pour expliquer le passage, ou bien faut-il penser que l'insuffisance de notre technique seule nous empêche d'isoler les microbes dans le sang du fœtus dès les premiers jours des infections ?

Ce qui nous ferait pencher vers cette seconde hypothèse, c'est qu'il est nécessaire, dans certaines septicémies, d'ensemencer une certaine quantité de sang pour obtenir un résultat positif.

M. Bezançon a démontré la présence du bacille d'Eberth dans le sang du typhique en l'additionnant au bouillon en forte proportion.

Une de nos expériences corrobore également ces données, c'est l'observation n° 6, dans laquelle, sur 4 fœtus, 3 seulement sont atteints de septicémie ; or, le sang de ces 3 derniers animaux avait été largement étalé sur gélose, tandis qu'on n'avait ensemencé que II gouttes du sang du quatrième.

Le placenta présente un aspect normal ; nous n'avons noté aucune forme bacillaire dans son épaisseur.

Les expériences ci-dessus montrent également que dans certains cas, mais non d'une façon constante, la femelle pleine présente une résistance moindre que le cobaye ordinaire.

L'inoculation des cultures de l'érythrobacillus, comme les autres infections, détermine l'avortement, qui se produit d'autant plus vite que la grossesse est plus avancée.

Immunisation des animaux. — Il nous reste à parler de l'immunisation des animaux, que nous avons tentée avec les cultures inoculées à doses faibles, la toxine et les cultures atténuées par un antiseptique.

Une culture normale inoculée à la dose de 2 cc. sous la peau d'un cobaye tous les cinq jours, pendant un mois, semble lui conférer une légère immunité vis-à-vis d'une inoculation ultérieure : 10 cc. sous la peau, au lieu de le tuer, déterminent, au bout de six jours, la formation d'une eschare qui tombe au bout de quelque temps, et l'animal guérit.

La toxine injectée dans les mêmes conditions immunise le cobaye de la même façon. Il en est de même pour l'inoculation de culture additionnée de borate de soude à 4 o/o, inoculée au cobaye à la dose de 1 cc.

Cette immunisation est faible, car une injection intra-péritonéale de 5 cc. de bouillon de culture tue des animaux préparés de la même façon entre 9 et 20 heures, en hypothermie. Les cobayes nés par avortement, après 4 heures de maladie de la femelle, ne sont pas immunisés (Voir 3e expérience négative, femelle succombant en 24 heures).

En terminant l'étude de l'érythrobacillus pyosepticus, nous réunirons ses principaux caractères dans le tableau suivant :

Morphologie microscopique	Bacille à extrémités arrondies. 2,5 μ sur 0,3 μ. Mobile. Pas de spores.	
Coloration	Facile. Ne prend pas le Gram.	
Cultures	Coloration Vermillon des cultures	Bouillon troublé, voile léger. Gélose. Bande muqueuse. Gélatine et sérum liquéfiés. Pousse sur les différents milieux.
Propriétés biologiques	1° *Vitalité :* Vit pendant 14 mois dans les cultures en tubes non scellés. 2° *Production d'Indol.*	

3° *Pigment*	se dissout dans eau et alcools, peu soluble chloroforme, insoluble éther, sulfure de carbone, essence de térébenthine. Eteint le spectre progressivement à partir du bleu. Décoloré par les alcalis, se recolore par acides moins AzO^3H. Ne se forme pas à l'abri de l'air.

4° *Modifications des cultures par les antiseptiques faibles.* — L'addition d'acide benzoïque ou de SO^2 en certaines proportions ou bouillon donne par repiquage de nouvelles cultures *granuleuses, incolores* et *membraneuses.*

TOXINE	Coagule le lait, dissout gélatine et sérum. Se retrouve dans précipité et filtrat produits par action de l'alcool à 90°.
EFFETS DES INJECTIONS DE CULTURES ET DE TOXINES	Pathogène pour tous les animaux expérimentés. 1° *Infection rapide :* Asthénie et somnolence, dyspnée, convulsions, mort rapide en hypothermie intense et membres en extension, œdème local au point d'inoculation, septicémie. 2° *Infection lente :* Amaigrissement, eschare locale puis ulcère, parfois chute des poils. 3° *Passage rapide des microbes à travers le placenta, en 12 heures,* si T. entre 20 et 30°.

Il nous reste maintenant à passer en revue les diverses bactéries rouges décrites, en faisant ressortir les caractères qui les distinguent de l'érythrobacillus pyosepticus.

Nous étudierons d'abord les microbes rouges franchement pathogènes, qui nous intéressent par cette dernière propriété, et qui peuvent être considérés comme des espèces voisines : ce sont le bacille rouge pathogène de Thévenin, le cocco-bacille de Santori, le bacillus indicus de Koch, le bacille rouge de l'eau de Lustig et le bacille rouge de Cozzolino.

Nous résumerons ensuite les caractères du bacillus prodigiosus, dont les cultures inoculées à très fortes doses peuvent présenter une certaine virulence.

Passant ensuite à l'étude des microbes rouges saprophytes, nous envisagerons parmi les bacilles deux groupes, selon qu'ils possèdent ou non la propriété de liquéfier la gélatine, et les diviserons eux-mêmes en nous basant sur leur mobilité.

Il ne nous restera plus ensuite qu'à rappeler les caractères des micrococques rouges saprophytes, que nous diviserons, comme les bacilles, en deux séries, selon leur réaction vis-à-vis de la gélatine. Nous dirons seulement un mot des sarcines, des spirilles et des cladothrix.

On aura en se reportant à la table une vue d'ensemble de notre classification.

I

BACILLES ROUGES PATHOGÈNES

BACILLE ROUGE PATHOGÈNE DE THÉVENIN

Ce bacille fut isolé, en 1896, par Thévenin dans du pus retiré par ponction de la région hépatique d'un malade.

1° *Morphologie.*

Ce microbe, de forme bacillaire, a 1 μ de longueur ; il est mobile.

Il se colore bien par les méthodes ordinaires, et présente fréquemment un espace clair central.

On ne lui connaît ni spores ni formes d'involution, même en cherchant à le modifier par la chaleur, les antiseptiques, etc.

Il ne prend pas le Gram.

2° *Cultures.*

Le bacille rouge, aérobie strict, se développe rapidement à 37° en présentant une coloration rouge cramoisi.

Bouillon. — A 37°, le bouillon est troublé, la surface colorée en rouge au bout de 24 heures ; dans l'eau peptonée, le milieu tout entier présente une teinte rose carminé.

Gélose. — En 24 heures, à 37°, la culture est saillante, sa coloration rappelle celle de certaines cires à cacheter et présente des reflets métalliques. La pigmentation devient brune avec l'âge.

La coloration manque sur gélose glycérinée.

Gélatine. — La gélatine est liquéfiée et colorée en rouge vif ; en tubes, la liquéfaction prend la forme dite en doigt de gant.

Sérum. — Le sérum est également liquéfié et se colore en rose.

Lait. — Ce milieu est coagulé en présentant à 37°, au bout de 24 heures, un petit caillot plongeant dans du sérum ; il y a production d'acide lactique, et la coloration rouge apparaît rapidement.

Pomme de terre. Pain azyme. — Cultures rouges sans caractères.

Milieu minéral d'Utchinsky. — Le bacille s'y développe à 37°, en lui donnant en 24 heures une couleur rouge.

3° *Pigment.*

Insoluble dans l'eau, le pigment est soluble dans l'alcool, l'éther, le sulfure de carbone, le chloroforme, la benzine.

Il est insoluble dans les acides minéraux :

AzO^3H lui donne une coloration noire, HCl et SO^4H^2 une coloration violette.

Les alcalis font virer au jaune le pigment, qui reparaît par l'acidité.

Au spectroscope, il donne :

1° Une bande d'absorption dans le vert, commençant après la raie D, augmentant d'intensité jusqu'en E, diminuant ensuite et se terminant entre E et F ;

2° Une plage floue, commençant un peu avant F et couvrant toute la partie bleue, indigo et violette du spectre visible.

Influence de la température sur le pigment. — Le pigment se développe surtout à 37°, mais il apparaît également à 120. A 42°, la teinte est seulement rosée.

Influence de l'âge sur le pigment. — Le pigment s'atténue beaucoup dans les vieilles cultures conservées à la température de la chambre ou à l'étuve ; si on la réensemence régulièrement, au contraire, la coloration se transmet d'une façon très stable.

Si elle disparaît, on peut la retrouver en faisant un passage à travers l'organisme animal.

Une acidité légère favorise la production de matière colorante.

4° *Virulence.*

Le microbe est pathogène pour les cobayes, lapins, rats et souris ; il est sans action sur le chien et les oiseaux (poule, pigeon).

Les *cobayes* succombent en 10 à 14 heures à l'inoculation sous-cutanée de 1 centimètre cube de bouillon de culture de 24 heures.

A l'autopsie, on ne trouve rien au point d'inoculation ; l'abdomen est distendu, le péritoine contient un exsudat abondant ; l'intestin, les capsules surrénales et les organes génitaux sont congestionnés, l'intestin renferme un liquide diarrhéique.

Les *lapins* succombent comme les cobayes en 10 à 14 heures aux inoculations sous-cutanées ou intraveineuses de cultures en bouillon, mais les organes paraissent sains ; on note seulement la distension des intestins par un liquide diarrhéique.

Les *rats* succombent aussi rapidement que les cobayes et lapins ; à l'autopsie, on ne remarque aucune altération appréciable.

Les *souris* sont très sensibles au bacille rouge ; elles meurent en peu de temps en présentant des foyers hémorrhagiques sous-cutanés.

La *virulence* d'un germe atténué par l'âge peut être récupérée par 3 ou 4 passages à travers l'organisme du lapin.

Infection lente. — Si la dose de la culture est trop faible, ou bien si la culture est atténuée, elle peut déterminer chez le *cobaye* une infection lente, durant quinze jours environ. Les animaux dans ce cas maigrissent beaucoup ; leur sang donne des cultures pures du bacille.

Dans ces conditions, le *lapin* meurt en 20 jours environ, très amaigri comme le cobaye, mais présentant en outre un œdème au point d'inoculation avec épanchement hémorrhagique. Reins jaunâtres. Le foie renferme 7 ou 8 foyers caséeux, stériles. Le sang ne donne pas non plus de colonies.

5° *Toxine.*

Obtenue en portant à 100° pendant une demi-heure les cultures développées pendant huit jours à 37°.

4 centimètres cubes de cette toxine en injection sous-cutanée tuent un cobaye de 300 à 350 grammes.

Quelques heures après l'injection, il est couché sur

le côté, tantôt immobile, tantôt s'agitant un peu. La mort survient en moins de 24 heures.

A l'autopsie, diarrhée et congestion de l'intestin et des organes génitaux, comme chez les animaux inoculés avec les cultures.

Les tentatives d'immunisation ont échoué.

En comparant ce microbe avec le nôtre, nous voyons que :

1o Le bacille de Thévenin présente dans les cultures une coloration rouge cramoisi, l'érythrobacillus développant une couleur vermillon.

2o Il colore le milieu d'Utchinsky, où l'érythrobacillus pousse sans engendrer aucun pigment.

3o Le bacille de Thévenin n'est modifié, ni dans son aspect macroscopique, ni dans ses caractères microscopiques, par l'action des antiseptiques.

4o Le pigment du bacille de Thévenin est insoluble dans l'eau, soluble dans le sulfure de carbone et la benzine. Celui de notre microbe, au contraire, est soluble dans l'eau, et ne se dissout pas dans les deux autres liquides.

Les examens spectroscopiques des deux liquides sont différents.

5o Le bacille rouge pathogène n'est pas virulent pour le chien et les oiseaux.

6o Les animaux inoculés, soit avec les cultures, soit avec les toxines, ne présentent pas le tableau symptomatique signalé lorsque nous avons étudié les inoculations de l'érythrobacillus, et caractérisé par l'hypothermie très accentuée, la dyspnée, la somnolence, les convulsions, l'œdème sous-cutané, l'extension des membres, enfin la septicémie.

Ces caractères de notre microbe manquent au bacille de Thévenin, qui détermine seulement de la congestion de l'intestin et des organes génitaux, et de la diarrhée.

COCCO-BACILLE ROUGE PATHOGÈNE DE SANTORI

Ce que nous venons de dire du bacille de Thévenin nous permettra d'être un peu plus bref sur ce cocco-bacille, les deux germes ayant de nombreux points de ressemblance.

Saverio Santori l'isola dans des épizooties de poulaillers. Les cultures ressemblent absolument à celles du bacille de Thévenin.

Le *pigment* du bacille de Santori est soluble dans l'eau et insoluble dans le chloroforme et l'éther.

Les cobayes, lapins, chiens, souris, rats, oiseaux, etc., succombent rapidement.

A l'autopsie des animaux, on trouve les bactéries dans le sang.

Etablissons les différences existant entre l'érythrobacillus et le bacille de Santori :

1° Le bacille de Santori ne donne pas de pigment à 37° ; l'érythrobacillus, au contraire, peut en former à cette température ;

2° La coloration des cultures n'est pas la même ;

3° Le bacille de Santori est anaérobie facultatif ;

4° Les symptômes curieux réalisés par l'injection des cultures et toxines de l'érythrobacillus ne peuvent être reproduits par les inoculations pratiquées avec le cocco-bacille.

BACILLUS INDICUS DE KOCH

Ce microbe fut isolé aux Indes par Koch dans le contenu stomacal d'un singe; il porte également le nom de Bacillus ruber.

C'est un bacille arrondi à ses extrémités, mobile.

Cultures. — Il pousse à la température de la chambre, mais l'optimum est de 35°.

Il forme à cette température, sur tous les milieux, un pigment rouge-brique. La gélatine et le sérum sont liquéfiés.

Pigment. — Le pigment possède des propriétés analogues à celles déjà décrites au bacille rouge de Thévenin. Il est soluble dans l'alcool, l'éther, le chloroforme, la benzine et le sulfure de carbone.

La solution alcoolique, primitivement rouge brique, vire au pourpre sous l'influence de l'ammoniaque; $C^2H^4O^2$ lui rend sa coloration normale.

Au spectroscope, on obtient :

1° Une bande d'absorption dans le vert, commençant après la raie D, augmentant d'intensité jusqu'en E, diminuant ensuite et se terminant entre E et F ;

2° Une plage floue commençant un peu avant F et couvrant toute la portion bleue, indigo et violette du spectre visible.

L'injection intra-veineuse tue le lapin entre 3 et 20 heures en déterminant une gastro-entérite grave :

1° Pigment. Contrairement à celui de l'érythrobacillus, il est soluble dans l'éther, le sulfure de carbone et la benzine. L'ammoniaque, au lieu de le décolorer, accentue sa coloration.

Les examens spectroscopiques des deux pigments sont différents ;

2° Le bacille rouge de Koch est moins virulent que notre microbe ; il faut injecter une forte proportion de culture dans les veines d'un animal pour déterminer sa mort ; la maladie de l'animal ainsi inoculé ne présente pas les signes que nous avons décrits.

BACILLE ROUGE DE L'EAU DE LUSTIG

Isolé par Lustig de l'eau d'une rivière de la vallée d'Aoste, ce bacille, à extrémités arrondies, mesure 1,8 μ à 3 μ de long ; il est deux à quatre fois plus long que large. Il renferme des grains rouges qui représentent le pigment, les éléments sont ou solitaires, ou réunis en courtes chaînes de 13 à 20 individus.

Il se développe bien sur tous les milieux. Sur *plaques de gélatine*, on obtient, en 48 heures, des colonies arrondies, grises, rouges au centre dans l'épaisseur de la gelée; à la surface, au contraire, les colonies sont sinueuses.

Ces colonies s'étalent, se colorent davantage et s'enfoncent dans un entonnoir de liquéfaction.

En piqûre, on a un entonnoir contenant une culture grise au milieu de laquelle se montre bientôt le pigment qui ne tarde pas à l'envahir ; peu à peu la gélatine prend une teinte rouge foncé, elle présente une consistance visqueuse.

Sur *gélose*, à 22°, la culture est pigmentée en quelques jours et ressemble à une couche de cire à cacheter rouge recouvrant la surface de la gelée.

A 37°, les cultures ne se colorent pas.

Sur *pomme de terre*, à 22°, le bacille rouge forme un enduit rouge, visqueux qui, en 20 jours, offre l'aspect de la fuchsine desséchée.

Le *bouillon* se trouble rapidement à 22° et se colore en rose.

Le *sérum* coagulé est liquéfié et coloré en rose.

Le *lait* se coagule en 24 heures ; sa surface prend une teinte rouge.

Ces cultures résistent à une température de 60° ; elles peuvent former leur pigment à l'abri de l'air.

Ce *pigment*, d'un violet rouge foncé, est insoluble dans l'eau, soluble dans l'alcool, l'acide acétique, l'éther, la benzine, le chloroforme et le sulfure de carbone.

Les alcalis le font virer au jaune ; SO^4H^2 concentré lui donne une coloration violet sale. Les cultures semblent pathogènes pour le lapin à haute dose.

Ce bacille rouge :

1o Ne donne pas de pigment à T. 37o ;

2o Il est anaérobie facultatif, et peut produire du pigment à l'abri de l'air ;

3o Son pigment, insoluble dans l'eau, est soluble dans l'éther, la benzine et le sulfure de carbone ;

4o Son pouvoir pathogène est moins considérable que celui de l'érythrobacillus.

BACILLE ROUGE DE COZZOLINO

Au cours de ses recherches sur le choléra infantile, Cozzolino isola, dans le contenu stomacal, un bacille arrondi aux extrémités, mesurant 4 μ de longueur sur 1 μ de large.

Il se développe en se pigmentant sur tous les milieux, liquéfie la gélatine et tue la souris en trois jours environ. Le sang du cœur fournit des cultures pures du bacille.

Ce bacille se différencie du nôtre en ce que :

1o Il mesure 4 μ de longueur, et le nôtre 2 μ 1/2 ;

2o Il n'est pathogène que pour la souris.

BACILLUS PRODIGIOSUS

Historique.

Le bacillus prodigiosus fut découvert en 1848 par Ehrenberg. Les pigmentations développées par ce microbe avaient de tout temps été considérées comme des manifestations de la colère divine, qu'on réussissait à apaiser en répandant le sang des hérétiques.

Au moyen âge, en particulier, l'apparition des « taches de sang » sur les hosties et sur les aliments frappaient les esprits de terreur.

On observa une de ces contaminations en 1819 à Legnaro en Italie, et il est bon de rappeler que le Dr Sette, entrevoyant la nature parasitaire de ces colorations, fit des cultures, isola le pigment et parvint à le fixer sur les étoffes.

C'était un premier pas vers la découverte d'Ehrenberg.

Morphologie.

Longtemps rangé parmi les microcoques, le prodigiosus se présente généralement sous la forme d'un bacille court ; certains éléments sont ovoïdes ou même arrondis, ce qui lui avait fait donner primitivement le nom de *micrococcus prodigiosus*.

On observe ces formes dans les milieux ordinaires ; si les bouillons sont additionnés d'une légère proportion d'antiseptique, les microbes s'allongent un peu.

Les bacilles sont mobiles dans les milieux liquides et immobiles dans les milieux solides ; cette mobilité est due à la présence de cils vibratiles. On ne voit jamais se former de spores dans les cultures.

Coloration. — Il se colore bien et ne prend pas le Gram.

Cultures.

Le B. prodigiosus se développe sur les milieux habituels en aérobie ; il vit également en anaérobie, mais sans former de pigment.

La température optima, au point de vue pigmentaire est comprise entre 23 et 25°. A 35° la coloration disparaît bientôt, et un séjour prolongé à cette température donne naissance à une race achromogène.

Le *bouillon* se trouble et présente à sa partie supérieure un liseré, au voisinage duquel le milieu est coloré en rose. Il se pigmente quelquefois en totalité.

Gélose. — Bande muqueuse colorée en rose qui devient plus foncée en vieillissant et présente bientôt une teinte rouge sang.

Gélatine. — Sur plaques, on obtient en 24 heures de petites colonies rondes, granuleuses, grisâtres, qui prennent bientôt une coloration rose, puis rouge. Ces colonies liquéfient ensuite la gélatine en formant une auréole de liquéfaction, de couleur rose.

En piqûre, la gélatine se liquéfie déjà au bout de 12 heures ; elle comprend en 24 heures toute la hauteur de la piqûre; au fond, une petite masse rouge sang. Quelques jours plus tard, la gélatine tout entière est liquéfiée et colorée en rose rouge.

Sérum. — Le sérum est liquéfié peu à peu, et coloré.

Pomme de terre. — Le pigment rouge sang se développe facilement sur la pomme de terre, qui présente parfois des colorations rappelant celle de la fuchsine.

Lait. — Il le coagule et redissout le caillot formé. Dans la nature, ce sont surtout les couches superficielles du lait qui sont pigmentées.

Propriétés biologiques.

Le bacillus prodigiosus secrète dans ses cultures :

De la triméthylamine,

De l'ammoniaque,

De l'indol, pas d'hydrogène sulfuré,

Des diastases qui digèrent la gélatine et la sérine, et enfin le pigment.

En milieu sucré, il forme un peu d'alcool. Le bacille résiste peu à la chaleur ; une température de 60-80° le tue.

Il résiste longtemps à la dessication.

Pigment. — Le pigment ne se forme qu'à l'air ; les colonies développées en anaérobiose sont incolores.

On l'obtient en desséchant le produit obtenu en grattant une culture solide, puis en l'épuisant par l'alcool acidifié ; on précipite par l'eau et on a un dépôt ne contenant ni Ph., ni S. ni Az, non cristallisé.

Le pigment est insoluble dans l'eau, légèrement soluble dans l'alcool et l'éther, le xylol, l'essence de térébenthine, CS^2, l'acide acétique, etc. Les acides le font virer au violet; les alcalis lui donnent une coloration jaune sale. Avec le zinc et HCl, les solutions se décolorent pour reparaître par l'addition d'acide.

Au spectroscope, la solution montre deux bandes caractéristiques, une forte dans le vert, une moins intense dans le bleu.

Il teint la laine et la soie : la coloration, assez faible, résiste au lessivage, mais disparaît à la lumière.

Rosenberg a pu séparer deux pigments, l'un jaune, l'autre rouge, le second obtenu en chauffant le premier en milieu aqueux.

Le pigment peut s'atténuer et même disparaître presque complétement sous l'influence d'une série de repiquages successifs, de cultures successives à 37°, ou dans des milieux fortement alcalins, ou encore additionnés d'antiseptiques. Les races ne sont généralement pas définitives, et le bacille, replacé dans des conditions meilleures, se pigmente à nouveau.

Nous citerons parmi ces conditions une température peu élevée, une légère acidité du milieu et une large aération.

D'après Kuntze, une petite quantité de S et de Mg, permettant au bacille de former du sulfate de magnésie, favoriserait la fonction chromogène.

Les cultures du bacillus prodigiosus sont peut-être virulentes pour les grenouilles et les souris ; le germe ne semble pas très virulent, car il faut des doses massives pour tuer les animaux.

L'injection de ses toxines affaiblit l'organisme, comme le montre l'intéressante expérience de M. Roger, surmontant par ce moyen la résistance que présente le lapin au charbon symptomatique.

Habitat.

Terminons en disant que le microbe se développe souvent sur le pain et les substances alimentaires, les viandes cuites, certaines sécrétions ; on le retrouve fréquemment dans l'eau.

On peut le différencier de notre microbe en ce que :

1° Il est anaérobie facultatif ;

2° La coloration des cultures est rouge sang, celles des nôtres est vermillon ;

3° Il ne sécrète pas d'H^2S ;

4° Le pigment est insoluble dans l'eau et soluble dans l'éther, CS^2, l'essence de térébenthine, contrairement à celui de l'érythrobacillus ;

5° Au spectroscope, au lieu de s'affaiblir progressivement à droite, le spectre présente deux bandes, l'une dans le vert, l'autre dans le bleu ;

6° Les cultures montrent une virulence très faible.

Le bacillus prodigiosus, en raison de son peu de virulence, nous sert de transition pour passer à l'étude des bacilles rouges saprophytes.

Considérons d'abord parmi ceux-ci les microbes qui liquéfient la gélatine.

II. BACILLES ROUGES SAPROPHYTES

1° LIQUÉFIANT LA GÉLATINE

A. MOBILES. — BACILLE ROUGE DE KIEL

a. Morphologie.

Cette bactérie fut isolée par Breunig dans les eaux de la ville de Kiel, en 1888. Il l'avait dénommée Bacillus Ruber Balticus.

Il mesure 2,5 à 5 μ de long, et peut atteindre 8 et 10 μ dans les cultures âgées. Il a une largeur de 0,7 à 0,8 μ et présente une mobilité peu accentuée.

b. Cultures.

Il pousse sur les différents milieux, et se développe dans le vide sans former de pigment.

Le *bouillon* se trouble en 24 heures et se colore en rose. Au-dessus de 35°, la culture est incolore.

Sur *gélose*, on obtient une culture rose qui vire au rouge foncé, ressemblant à de la cire à cacheter et présentant des reflets métalliques. Cette coloration brunit en vieillissant.

Dans la *gélatine, en piqûre*, on note, le long du trait d'ensemencement, de petites colonies blanches, puis le milieu se liquéfie en se colorant. Il se forme fréquemment des bulles de gaz dans la profondeur.

Sur *gélatine en plaques*, les colonies incluses dans la gelée sont ovales, à contour régulier ou sinueux, d'un jaune pâle, si on les examine à un faible grossissement, et blanches à l'œil nu. Les colonies superficielles sont colorées en rouge sang ; elles s'étalent, leur pourtour devient irrégulier. Entourées d'une auréole de liquéfaction, elles liquéfient le cinquième jour.

Au bout de 6 ou 7 jours, ces dernières colonies prennent une teinte rose ; les colonies profondes, au contraire, restent incolores par suite de l'absence d'air.

Sur *pomme de terre*, à 30-35°, en 24 heures, il donne une colonie d'un rouge pourpre violacé. Audessus de 35°, on obtient quelquefois le même résultat ; mais, le plus souvent, la coloration est d'un rouge moins foncé qui prend bientôt une teinte carminée. Cette pigmentation se produit seulement à la surface ; dans la profondeur, la teinte violacée prédomine.

Le bacille se développe dans les solutions minérales additionnées d'une substance nutritive assimilable.

Eau.	1000 cc.
Phosphate de potassium . .	0,75 cgr.
Sulfate de magnésium . . .	0.10 »
Sulfate d'ammoniaque . . .	5,00 »

La substance nutritive peut être l'albumine de l'œuf ou du sang, la peptone, la caséine, la fibrine du sang, l'asparagine, la leucine, le saccharose, le maltose, la lactose, le dextrose, le sucre interverti, la mannite, la gomme arabique, la salicine, la glycérine, le succinate, le tartrate et le citrate d'ammoniaque, le lactate de calcium et même les acétates (Laurent).

La coloration s'observe dans les milieux minéraux additionnés d'albumine, de peptone, de caséine, de succinate d'ammoniaque et surtout de lactate de calcium, la réaction étant neutre ou alcaline.

Elle ne s'obtient dans les milieux sucrés que si on ajoute au mélange un peu de CO^3Ca, l'acidité formée dans ces milieux empêchant la production de la matière colorante.

Le lait, à 35°, se coagule en 24 heures sans se pigmenter : il se coagule lentement à la température de la chambre et se colore de la superficie vers la profondeur.

Cette coagulation du lait est due à l'acidité, car le lait neutralisé ou alcalinisé ne se coagule pas (Laurent).

Le *pigment* du bacille de Kiel est peu soluble dans l'eau et dans la benzine, plus soluble dans les alcools éthylique et méthylique, insoluble dans l'alcool amylique, l'essence de térébenthine, le chloroforme et le sulfure de carbone. L'éther décolore la matière pigmentaire, mais HCl étendu fait reparaître la coloration.

Les acides, en faible proportion, avivent la couleur des solutions : les alcalis la font disparaître.

D'après Laurent, l'insolation et la culture à une température élevée sont susceptibles de créer des races différentes du microbe devenues totalement incapables de former du pigment.

Le bacille de Kiel présente les caractères suivants qui le différencient de l'érythrobacillus :

1° L'influence de la température sur le pigment, le bacille de Kiel donnant des cultures incolores audessus de 36°.

2° La faculté de vivre en anaérobiose ;

3° Son pléomorphisme ;

4° Son manque de virulence ;

5° La solubilité de son pigment dans la benzine et l'insolubilité dans l'alcool amylique et le chloroforme, contrairement à celui de notre microbe.

Citons une espèce qui se rapproche du bacille de Kiel, décrite par Petrof, et dénommée par lui *Bacillus subkiliensis*. Elle fut isolée de l'air ; son pigment est insoluble dans l'eau.

BACILLUS RUBER PLYMOUTH

Ce bacillus fut isolé de l'eau par Fischer. Il se rapproche du Bacillus Prodigiosus.

A 37°, il se développe bien, mais donne naissance à des colonies incolores.

Il présente sur les milieux une coloration rouge violacé ; les cultures sont filantes.

La gélatine est liquéfiée très lentement (15 à 20 jours).

Le pigment a les mêmes propriétés que celui du bacille rouge pathogène de Thévenin.

Le bacillus ruber ne présente aucune virulence. Il diffère de notre bacille :

1° Par l'achromie de ses cultures à la température de 37°.

2° La coloration rouge violacé de son pigment.

3° Le caractère filant de ses cultures.

4° En ce que son pigment est insoluble dans l'eau, soluble dans le sulfure de carbone et la benzine. Celui de l'érythrobacillus, au contraire, est soluble dans l'eau et ne se dissout pas dans les deux autres produits. Les examens spectroscopiques des deux pigments sont différents.

5° Par son manque de virulence.

COCCO-BACILLE ROUGE DE LA SARDINE

Isolé presque simultanément en 1904 par Auché et Dubois-Saint-Sévrin sur des sardines altérées, ce germe fut retrouvé par le second auteur dans le pus de panaris rouges observés chez des ouvriers manipulant ces sardines ; mais il n'a présenté aucune virulence.

Il se trouvait associé dans les panaris à un microbe anaérobie : cette symbiose est nécessaire pour la production d'un abcès expérimental chez le lapin.

Morphologie.

Le cocco-bacille est très mobile, les éléments sont souvent réunis par deux ou par quatre ; à peine plus longs que larges, ils mesurent 0,1 à 0,6 μ.

Coloration. — Il se colore bien, et ne prend pas le Gram.

Cultures.

La gélatine en piqûre se liquéfie en entonnoir après quelques heures, et gagne la totalité du milieu en deux jours : il y a un voile, la teinte est rouge à la surface, et on observe, dans la profondeur, des flocons rouges. La culture adhère au fil de platine.

Le *bouillon* se trouble rapidement à 37° ; après 24 heures, on observe un voile visqueux avec reflets bleuâtres ; le quatrième jour, le voile est rouge, puis il tombe au fond, formant un sédiment violet. Le liquide, qui est coloré en rose, présente une teinte brune dans les vieilles cultures.

Sur *gélose*, la culture est blanchâtre, quelquefois rose pâle, avec des points rouges.

La *pomme de terre* rougit à 37° en 24 heures ; au bout de deux jours, on remarque en quelques points des reflets verts rappelant ceux des couleurs d'aniline desséchées.

En vieillissant, quelques-unes de ces cultures prennent une teinte foncée, presque violette. A la température ordinaire, la pomme de terre rougit également.

Sur *sardine à l'huile*, à 39°, on observe une teinte carminée qui apparaît plus lentement à la température ordinaire. Il se dégage une odeur de triméthylamine qui d'ailleurs est répandue dans l'urine. Le microbe donne sur pain azyme une coloration carminée.

La *matière colorante* est soluble dans l'alcool, plus soluble dans l'eau ; la solution alcoolique présente une teinte rose qui peut être avivée par les acides et qui vire au jaune par les alcalis : l'addition de quelques gouttes d'acide dans la liqueur ainsi traitée fait reparaître le pigment.

La souris, le rat, le lapin, le pigeon, le chien, sont insensibles à l'inoculation du cocco-bacille. L'association de ce germe et d'un bacille anaérobie isolé par Dubois-Saint-Sévrin dans un panaris rouge détermine un abcès chez le lapin.

Ce microbe :

1° Ne donne pas de pigment sur gélose ;

2° Ses cultures sont filantes ;

3° On trouve des formes vibrioniennes dans les vieilles cultures ;

4° Il n'est pas virulent ;

Caractères qui le distinguent de l'érythrobacillus.

BACILLE ROUGE DE TERRE-NEUVE

Ce bacille, isolé par le Dr Le Dantec sur la morue présentant l'altération connue sous le nom de morue rouge, présente sur ce milieu des dimensions de 4,10 et 12 μ.

Il est mobile et porte une spore brillante, à l'une de ses extrémités.

Il forme sur gélatine des colonies rouges, arrondies, complétement développées en 12 jours.

Il liquéfie lentement la gélatine en piqûre ; la température optima pour la coloration est située entre 10 et 15°.

Sur gélose, la pigmentation est moindre. Le bouillon se trouble rapidement, mais reste grisâtre.

La culture sur pomme de terre se fait mal.

Divers animaux, chiens, lapins, cobayes, ont été soumis sans résultat à l'ingestion de cultures et de morue altérée ; les inoculations sous-cutanées et intra-péritonéales n'ont également rien donné chez le cobaye.

Le bacillus ruber de Terre-Neuve se différencie facilement de l'érythrobacillus :

1° Ses dimensions sont beaucoup plus grandes ;

2° Il est saprophyte ;

3° Il possède une spore grâce à laquelle il peut résister pendant une minute à 100°.

BACILLE DE CANESTRINI

Ce bacille fut trouvé dans les larves et les abeilles d'une ruche infestée. Il a la longueur du bacille précédent, donne des spores, pousse à la température de la chambre et à 37°.

Il donne sur la gélatine des cultures lentement liquéfiantes.

Sur gélose, les cultures sont incolores et renferment des spores.

Le sérum se liquéfie.

Il forme sur pomme de terre une culture d'un rouge vineux.

BACILLUS MESENTERICUS RUBER

A été découvert par Globig sur des pommes de terre mal stérilisées.

C'est un bâtonnet mesurant 2, 2 sur 0, 8 μ, peu mobile, produisant des spores qui résistent à la chaleur.

On obtient sur *gélatine* des colonies présentant des prolongements en tous sens ; la liquéfaction, qui commence au cinquième jour, est effectuée au bout de huit jours.

Sur *gélose*, à 35°, il se forme en 16 heures une pellicule rose, qui se plisse plus tard.

Sur *pomme de terre*, le pigment rose prend, dans les cultures âgées, la teinte gris rougeâtre.

Le *bouillon* prend une coloration brune : il ne se trouble pas.

Le *pigment* est insoluble dans l'éther et dans l'alcool.

Le bacillus mesentericus ruber est saprophyte.

1° Il liquéfie lentement la gélatine ;

2° Sa coloration est rosée, et non rouge ;

3° Le pigment est insoluble dans l'alcool ;

4° Il n'est pas pathogène ;

Tous caractères qui ne présentent rien de commun avec ceux de l'érythrobacillus.

Le Dr Loir, à la suite d'intoxications déterminées chez l'homme par des sardines rouges, a isolé un bacille quelque peu différent du microbe précédemment décrit : il en fait une variété de Prodigiosus.

Sur *gélose,* il donne en 24 heures une pigmentation rouge, se développe sur *pomme de terre*, *pain azyme*, et ne se pigmente dans le *bouillon* que si on chauffe la culture à 50°.

Il liquéfie rapidement la *gélatine* et ne présente aucune virulence : le *pigment*, soluble dans l'alcool, peu soluble dans l'eau, est insoluble dans l'éther.

Le nôtre colore le bouillon, est doué d'une virulence marquée et se dissout facilement dans l'eau.

BACILLUS RUBIDUS D'EISENBERG

Le bacillus rubidus d'Eisenberg, isolé de l'eau, est mobile et liquéfiant ; ses caractères se rapprochent du bacillus indicus, mais le pigment présente une coloration brun rouge, et le microbe est dénué de virulence.

BACILLUS SULFUREUM D'HOLSCHEWNIKOFF

Le bacillus sulfureum d'Holschewnikoff peut, comme le précédent, être comparé au bacillus indicus ; il est mobile et liquéfiant, mais ne secrète son pigment qu'à l'abri de l'air.

Il sécrète de l'hydrogène sulfuré dans ses cultures.

Le *bacille de Saint-Nazaire*, rouge, ressemble comme forme au bacillus subtilis, et liquéfie rapidement.

B. IMMOBILES.

BACILLUS FUCHSINUS

Trouvé dans l'eau par Bœkhout et de Vries.

C'est un bacille immobile, aérobie, quelque peu anaérobie, mesurant 1 à 1,5 μ de long, sur 0,5 à 0,7 μ de large. Il se développe facilement entre 20° et 25°.

Il donne sur *gélatine*, en 18 heures, une culture rouge clair qui liquéfie complétement en trois jours. La teinte de la culture devient framboisée.

Sur *gélose*, la coloration est d'un rouge carmin, sans reflets verdâtres.

Sur *pomme de terre*, la culture est d'un rouge pâle en 18 heures, rouge brique en 17 heures, et prend, après deux jours, des reflets bronzés.

Le *lait* se coagule, puis redevient liquide.

Le microbe ne produit pas de pigment dans le vide.

La *matière colorante* est soluble dans l'alcool, le chloroforme, le sulfure de carbone, un peu dans l'éther et à peine dans l'eau.

Les alcalis la font virer au jaune ; les acides la ramènent à la normale.

BACILLUS LACTIS ERYTHROGENES

Il peut se développer dans le lait, le colorant quelquefois en masse et lui donnant l'aspect du sang.

Il fut décrit par Hüeppe.

Sa forme est celle d'un bâtonnet court, immobile, se colorant bien, de 1 μ sur 0,3 à 0,5 μ, ne prenant pas le Gram.

Il pousse dans tous les milieux à la température de la chambre, et plus rapidement entre 10 et 35° ; ses cultures répandent une odeur désagréable.

Sur *gélatine*, sa coloration est jaunâtre ; la gelée

se liquéfie et présente autour de la culture une teinte rose.

Sur *gélose* et *sur pomme de terre*, les colonies sont jaunâtres ; il en est de même pour le *bouillon*, qui est troublé.

Dans le *lait*, la caséine est précipitée peu à peu, puis redissoute ; le milieu présente une coloration rouge foncé dans sa totalité. Cette *matière colorante* se forme mieux à l'obscurité qu'à la lumière, et dans les milieux alcalinisés que dans les milieux acidifiés.

Elle est insoluble dans l'eau, l'alcool, le chloroforme, l'éther.

Le pigment de l'erythrobacillus, au contraire, est soluble dans l'eau, l'alcool et le chloroforme.

D'autre part, le bacille de Hüeppe donne presque constamment des cultures jaunes.

Enfin il ne présente aucune virulence. Ces trois caractères empêchent de le rapprocher de l'erythrobacillus.

Le *bacillus lactorubefaciens* de Grüber en diffère en ce qu'il donne des cultures incolores sur gélatine et sur gélose et ne coagule pas le lait, mais le rend visqueux en lui donnant une teinte rose.

BACILLUS MYCOIDES ROSEUS

Isolé par Scholl dans la terre.

Il ressemble morphologiquement au bacille du charbon, mais ne présente aucune virulence et fournit un pigment rose.

La *gélatine* est vite liquéfiée, les parties superficielles et le dépôt se colorent en rouge, de même que la *gélose*.

Le *pigment* est insoluble dans l'eau, soluble dans l'alcool, la benzine, le chloroforme, l'éther et le sulfure de carbone.

SO^4H^2 fait virer la solution au bleu, HCl, SO^4H^2 n'agissent pas. La potasse le fait virer au jaune. Au spectroscope il présente une bande d'absorption de 95 à 99 : de 114 à 116 de l'obscurité, puis une absorption complète.

Le bacillus ruber, décrit par Franck, fut isolé sur du riz cuit ; il mesure 5 à 8 μ de largeur sur 1 μ de large ; les éléments mobiles sont isolés ou réunis par deux ou par quatre.

Le pigment a une coloration rouge brique.

NON LIQUÉFIANTS

2° A. MOBILES

BACILLUS RUBEFACIENS

Ce bacille, trouvé par Zimmermann dans les eaux de Chemnitz, est très mobile, mesurant 0,4 μ sur 0,8 à 1,7.

A la température de la chambre, il donne un *pigment* rouge pâle.

Dans la *gélatine*, ses cultures sont peu abondantes, d'une coloration jaunâtre ou brune qui passe au rouge lie de vin avec l'âge. La gélatine n'est pas liquéfiée.

Sur *gélose*, les colonies sont d'un bleu grisâtre.

Sur *pomme de terre*, elles s'entourent en 48 heures d'une auréole rouge, et brunissent ensuite peu à peu.

BACILLUS RUBESCENS

Le *bacillus rubescens* de Jordan, provenant de l'eau d'égout, mesure 4 μ sur 0,9. Il engendre, comme le bacillus rubefaciens, un pigment rouge pâle, se développe plus richement que lui ; il est mobile et non liquéfiant.

BACILLUS FUSCUS LIMBATUS

Le *bacillus fuscus limbatus* de Scheibenzuber, provenant d'œufs rouges, est également mobile et non liquéfiant. Il se développe à la température de la chambre. Son pigment est plus brun que rouge sur *gélose*, *gélatine et pomme de terre*.

B. IMMOBILES

BACILLUS HAVANIENSIS

Sternberg décrit ce bacille, mesurant 0,4 à 0,5 μ de diamètre, presque sphérique, se développant facilement dans les milieux à la température ordinaire.

Sur *gélatine*, il donne des colonies arrondies d'une coloration rouge sang ; en piqûre, la coloration est rouge carmin.

Il pousse mal au début sur *pomme de terre*, mais, quand le développement a commencé, la pigmentation est la même que sur *gélose*.

Le *pigment* n'est produit qu'au contact de l'air.

BACILLUS ERYTHROSPORUS

Ce bacille a été isolé de l'air par Cohn ; il existe aussi dans l'eau.

Il est mince, mobile, à extrémités arrondies. Il forme souvent de longs bâtonnets susceptibles de donner naissance à des spores.

Ces spores sont ovalaires et colorées en rouge. Dans la *gélatine*, il donne des colonies blanches, plissées, qui, à un faible grossissement, montrent un centre brun et une périphérie jaunâtre. Le milieu n'est pas liquéfié.

En piqûre, la culture est blanche et colore la gelée en vert ou en jaune sale.

Le *bouillon* présente à sa surface un voile incomplet, blanchâtre, puis brunâtre, dégageant une odeur spermatique.

Sur *pomme de terre*, le bacille forme une culture rougeâtre, puis brune.

Le *Bacillus ruber ovatus* est considéré par Bruyning comme l'agent de la *brûlure* du sorgho. Les germes, de 0,9 à 1,2 μ sur 0,7 à 0,8 μ, peu mobiles, ne donnent pas de spores.

Il pousse à la température ordinaire.

Sur *gélatine*, les colonies sont rouge pâle, ne liquéfiant pas.

Sur *pomme de terre*, elles sont rouge vermillon.

Le *bouillon* est troublé.

On trouve dans les cultures de l'alcool, de l'indol, de l'acide lactique et de l'acide acétique ; pas d'ammoniaque ni d'hydrogène sulfuré.

Le bacille rouge des Essarts, à coloration rouge, est protéiforme ; il présente des formes diverses, filamenteuses, et ne liquéfie pas la gélatine. Il provient de l'eau.

Le bacille rouge de Nantes, provenant du dégrossisseur des bassins filtrants de la ville, se pigmente également en rouge et ne liquéfie pas. Ces deux microbes ont été isolés par M. le professeur Rappin.

B. IMMOBILES.

BACTERIUM ROSACEUM METALLOIDES

Décrit par Dowdeswell, il mesure 1, 5 μ de long sur 0,7 μ de large. Les bâtonnets sont immobiles. Il présente un cil vibratile à une de ses extrémités.

Sa température optima est 15° : il se développe à 25° et à 35°, mais y donne des cultures chétives et incolores. Il est aérobie.

Sur *gélatine* en strie, le pigment se forme en 20 heures, la coloration rappelle le rouge Magenta du commerce. Au bout de quelques jours, la colonie prend un éclat métallique particulier. La liquéfaction est complète en un mois à six semaines, mais à ce moment la coloration a disparu.

En piqûre, la gélatine se liquéfie plus rapidement.

Sur *gélose*, la culture se développe moins vite que sur gélatine, et sa pigmentation est moins accentuée, sans reflets métalliques.

Sur *gélose glycérinée*, la pigmentation est encore moins accusée.

Sur *pomme de terre*, le bacterium rosaceum donne une superbe culture épaisse, carminée, avec reflets mordorés.

Il pousse bien dans le *bouillon*, mais sans former de pigment.

Il fournit sur le *pain humide* de belles cultures colorées, et pousse moins abondamment sur le *blanc d'œuf cuit*, en donnant des colonies plus pâles.

Il pousse également dans le liquide de Cohn, mais sans le colorer, dans les bouillons concentrés (bouillon de Koch), ou dilués (bouillon de Miquel), dans l'infusion de pois neutre, où il atteint jusqu'à 4 μ.

Il fait fermenter l'urine et les bouillons maltosés et saccharosés.

Le sublimé empêche son développement à 1 sur 5.000.000, le phénol à 1 : 20 et l'alcool à 1 : 10.

Sa culture est retardée dans les bouillons contenant 5 o/o de carbonate de potasse. L'acide tartrique à 2,5 o/o arrête généralement son développement, qui est normal à la dose de 1/10.

Le *pigment*, rose-éosine, est à peu près insoluble dans l'eau, soluble dans l'alcool, insoluble dans le chloroforme, la benzine, les acides concentrés, les essences de térébenthine, de girofle, etc. La soude le fait virer au jaune.

Au spectroscope, sa solution alcoolique laisse passer les rayons rouges, orangés et jaunes ; plus loin le spectre est éteint jusqu'à l'ultra-violet ; sous une faible épaisseur, on obtient une bande d'absorption située entre λ 547 et λ 522.

Le bacillus roseus metalloïdes ne présente aucune virulence ; ses caractères diffèrent trop de l'erytrobacillus pour qu'il soit nécessaire de les comparer l'un à l'autre.

Le *bacillus miniaceus* décrit par Zimmermann paraît identique à ce microbe.

BACILLUS LACTERICEUS

Isolé de l'eau par *Eisenberg*, ce bacille est de taille moyenne, environ trois fois plus long que large. Il forme sur gélatine, gélose et pomme de terre des cultures rouges. Il est immobile, et ne liquéfie pas la gélatine.

BACILLE CHROMOGÈNE

Le bacille chromogène isolé par le *Dr Gustavo S. Baron* de l'air, à San-Salvador, mesure de 0,6 à 1,5 μ de long sur 0,3 μ de large ; ses extrémités sont arrondies. Il est immobile, se colorant facilement et prenant le Gram.

Sur *plaques de gélatine*, il forme des colonies arrondies, rouges, en 48 heures. On n'observe pas de liquéfaction de la gélatine, pas plus que dans l'ensemencement en piqûre, où le bacille donne une colonie en surface, étendue et rouge.

La culture sur *gélose* est également rouge.

Sur *œuf coagulé* et sur *pomme de terre*, on obtient des cultures rouge sang. Le *bouillon* se recouvre d'un voile rose, peu épais. Le *lait*, non coagulé, prend une teinte rosée, le bacille y forme un dépôt rose. Il meurt à 60° et ne présente aucune virulence.

Ce bacille fut étudié par M. Ramond, qui eut l'obligeance de nous mettre en relations avec le Dr Baron.

MICROCOQUES ROUGES

1° LIQUÉFIANTS

MICROCOCCUS CORALLINUS

Isolé par Cantani dans un tube de gélose contaminé par l'air.

Au microscope, il se présente sous la forme de microcoques réunis en groupes de trois ou quatre ; dans les vieilles cultures, les dimensions des individus sont variables.

Il se colore bien et prend le Gram. Il pousse à la température de la chambre, mais non à 37°. Sa température optima est située entre 20 et 25°.

Il donne sur *gélatine* des colonies roses, arrondies, ne liquéfiant qu'au bout de vingt jours environ.

Sur *gélose*, il forme en 48 heures des colonies arrondies, puis, en quelques jours, une culture rouge recouvrant toute la surface de la gélose.

Sur *pomme de terre*, les colonies, d'un rouge carminé, ne se développent qu'au bout de 20 à 30 jours.

Le microcoque pousse également mal dans le bouillon, qu'il ne trouble pas. Un dépôt jaunâtre se forme en 15 à 30 jours.

Le *lait* ne se colore pas ; il n'est pas coagulé.

Le *pigment*, peu soluble dans l'eau et l'alcool, est insoluble dans l'éther et le chloroforme.

D'autres espèces, produisant un pigment rose, liquéfient la gélatine ; citons parmi elles le micrococcus persicus, les micrococcus cumulatus, subcarneus, rubiginosus, isolés par Kern du tube digestif des oiseaux ; les micrococcus rosaceus et carnicolor, trouvés dans l'air par Frankland.

MICROCOCCUS CINNABAREUS

Cette espèce, isolée de l'air, peut également se retrouver dans l'eau.

Függe, qui l'a décrit, donne le diamètre de 0,9 μ ; les éléments sont en diplocoques, en tétrades, en amas. Leur forme est légèrement ovoïde ; lorsqu'il affecte la forme en diplocoque, les deux surfaces opposées l'une à l'autre sont aplaties.

Sur *plaques de gélatine*, les colonies sont arrondies, surélevées, d'un rouge terne. Elles ne liquéfient qu'en piqûre ; la culture, arrondie à la surface, est rouge brique. Dans la partie inférieure du trait d'ensemencement, on voit des colonies d'un jaune rouge, peu développées. La gélatine se liquéfie longtemps après.

Sur gélatine en strie et sur *gélose*, le micrococcus forme une culture rouge-brique, puis rose, à bords sinueux et à surface tourmentée. On observe la liquéfaction.

Dans le *bouillon*, on obtient un trouble et un dépôt rouge-brique, visqueux, dégageant lorsqu'il est âgé, une odeur fade.

Le *micrococcus cinnabarinus de Zimmermann* ne peut être différencié de ce microbe.

MICROCOCCUS ROSEUS.

(*Syn. Diplococcus roseus*).

Ce germe existe fréquemment dans l'air.

Les cocci sont groupés par deux ou par quatre ; ils mesurent de 1 μ à 1,4 μ de diamètre.

Il pousse bien à la température de la chambre. Sur plaques de *gélatine*, les colonies sont plates, irrégulièrement arrondies, et ne semblent pas liquéfier. Cependant, si on ensemence en strie, on obtient en quelques jours une culture rose, lisse, vernissée, qui liquéfie lentement. Le liquide est coloré en rouge vermillon.

Sur *gélose*, la coloration est la même. Il se dégage des cultures une faible odeur fécaloïde.

Le micrococcus agilis d'Ali Cohen, le *micrococcus rouge cerise de List*, peuvent en être rapprochés.

Ce dernier, isolé de l'eau, mesure 0,25 à 0,32 μ de diamètre. Ils se dispose en diplocoques ou en longues chaînettes.

Il forme sur *gélose* et sur *pomme de terre* des cultures rouge-cerise sans odeur.

Le pigment est insoluble dans l'eau, l'alcool et l'éther, et n'est influencé ni par les acides, ni par les alcalis. Les micrococcus roseus typicus et roseo fulvus de Lehmann et Neumann, le micrococcus cinnabareus de Zimmermann, le micrococcus fulvus de Cohn sont également des espèces voisines.

2° NON LIQUÉFIANTS

MICROCOCCUS KEFERSTEINI

Keferstein le trouva dans le lait d'une ferme, dont la surface était colorée en rouge. Les éléments étaient agglomérés, prenant facilement les couleurs d'aniline ainsi que le Gram.

Il pousse à la température de la chambre et se développe mal à 37°.

Sur *gélatine en piqûre*, il forme, en deux jours, un clou non liquéfiant, à tête rose, et tout le reste de la culture est gris.

En strie, la coloration est rouge cerise.

Sur *gélose*, à 22°, la culture est seulement rose. Le micrococcus ne pousse pas dans le bouillon à 37°; entre 20 et 30°, il y forme un dépôt minime. Il se multiplie rapidement dans le lait.

Le *micrococcus carneus de Zimmermann* et le *coccus rouge de Maschek*, qui provient de l'eau, sont des germes analogues au micrococcus roseus, mais immobiles. Ces derniers mesurent 0,83 μ de diamètre, ils sont agglomérés ou formant des tétrades.

Sur *gélatine en plaques*, les colonies, à la surface, sont arrondies et rougeâtres. La gélatine n'est pas liquéfiée.

Sur *gélose*, la culture est rouge rosé ou rouge chair. Celle de la *pomme de terre* se développe bien.

Parmi les autres microcoques ne liquéfiant pas la gélatine, nous citerons les suivants, qui produisent des pigments roses: *micrococcus cerasinus*, *micrococcus lactericeus*, isolé par *Freund* dans la bouche; *micrococcus coccineus*, cultivé par *Adametz* qui l'avait trouvé dans du fromage; *micrococcus bicolor*, isolé par *Kern* du tube digestif des oiseaux.

MICROCOCCUS HŒMATODES

Ce microcoque fut trouvé par *Babes* dans les sueurs fétides de l'aisselle qui forment sur le linge une tache allant du rouge brique au rouge sang.

Il mesure 1 μ sur 0,8 μ. Les éléments sont réunis entre eux par une sorte de gelée rouge.

On les retrouve à la base des poils, autour de laquelle ils forment une collerette rougeâtre. Les poils malades sont durs et cassants.

Le microbe pousse bien à 37° sur le *blanc d'œuf* cuit, en donnant un pigment rouge sang, paraissant analogue à celui du bacillus prodigiosus.

SARCINA ROSEA

Cette sarcine peut contaminer le lait : elle a été décrite la première fois par Schrœter, puis par *Lindner*, *Zimmermam*, *Menge*.

Les microcoques, formant des paquets cubiques, se développent en 48 heures sur *gélatine* en donnant des colonies arrondies, transparentes, jaunâtres, si on les examine à un faible grossissement.

La coloration rose apparaît, et la gélatine se liquéfie.

En piqûre, on obtient à la surface une colonie rose rouge, peu épaisse, étalée, et le long du trait d'ensemencement une culture peu vigoureuse. Le milieu se liquéfie à partir du quatrième jour, et s'effectue en 7 semaines environ.

Sur *gélose*, la coloration est moins intense.

Le *bouillon* ne se trouble pas ; il se forme un dépôt au fond du tube.

La culture sur *pomme de terre* est franchement rouge.

Le *lait* se pigmente en rouge, surtout dans ses parties superficielles.

Le *pigment* est insoluble dans l'eau, l'alcool, l'éther, le chloroforme, la benzine, le sulfure de carbone ; les acides faibles ne le modifient pas à froid, mais le détruisent à chaud, de même que l'ammoniaque et les lessives alcalines.

Cette sarcine n'est pas pathogène.

On peut placer à côté de cette sarcine les espèces suivantes : la *sarcina rosea de Gruber*, qui forme des paquets typiques dans les milieux liquides et solides, des coccus et des diplocoques dans l'infusion de foin, donne naissance à des colonies arrondies sur plaques de gélatine, et sécrète un pigment rose-chair.

La *sarcina incarnata* de Gruber forme des paquets dans tous les milieux, donne des colonies rondes sur plaques, ne liquéfie pas, mais se différencie de la précédente en ce qu'il existe toujours des éléments libres à côté des paquets, et que son pigment va du rouge pâle au rouge foncé.

La *sarcina persicina* de Gruber ne forme de paquets typiques que dans les liquides et ne liquéfie pas la gélatine.

Citons également la *sarcina erythromyxa* de Kral, dont la culture sur gélose présente une coloration rouge vif et la *sarcina fucescens* de de Bary.

SPIRILLES

SPIRILLUM RUBRUM

Le spirillum rubrum fut trouvé par Esmarch dans le cadavre d'une souris putréfiée, colorée en rouge pâle. Le microbe mesure 0, 8 μ de large ; il décrit une, deux ou trois spires et présente une grande mobilité. Le nombre des spires peut augmenter dans le bouillon, les germes longs ondulent.

Il est anaérobie facultatif, se pigmentant mieux en anaérobiose.

Les colonies apparaissent en 8 jours sur les plaques de *gélatine*, sous forme de petites masses arrondies, rosées. En piqûre, on obtient une culture minime, d'un rouge vineux.

Sur *gélose* ou *sérum*, la culture passe du gris au rose, puis au rose rouge ; elle est peu abondante.

Sur *pomme de terre*, elle est d'un rouge sombre, et pousse mal.

Le *bouillon*, placé à 37°, se trouble en 24 heures, puis il s'éclaircit en laissant un dépôt rose.

Le spirille ne présente aucune virulence.

SPIRILLUM ROSEUM

Macé le vit se développer dans un tube ensemencé avec du pus blennorrhagique.

Les spirilles sont courts (2 μ. sur 0,6 μ). Ce sont de petits bâtonnets recourbés, arrondis aux extrémités, isolés ou associés par deux.

Dans le *bouillon*, ils mesurent 4, 5 μ. sur 0,8 μ. Ils ont la forme d'un S allongé, et sont rarement plus larges. Les mouvements sont rapides et limités. Quelques articles contiennent des spores.

La *gélatine* n'est pas liquéfiée. La culture, granuleuse, est d'un rouge violet.

Sur *gélose*, elle est d'un rouge vif, luisante, et ressemble à des gouttes de vin.

Le *bouillon*, non troublé, se recouvre d'un voile rose foncé, mince, luisant, formant un anneau adhérent au verre. Ce voile tombe bientôt au fond.

La culture sur *pomme de terre* présente une coloration rouge vif.

Le *pigment* est très soluble dans l'alcool ; la couleur de la solution est d'un rouge légèrement jaunâtrc, dit pelure d'oignon.

Le spirille n'est pas pathogène.

SPIRILLUM RUBRUM

Perty l'a isolé dans de l'eau de puits ; il formait dans les vases où on l'avait recueilli, des taches d'un rouge rose ou d'un rouge sang. Il mesure de 8 à 16μ, présente une légère coloration rouge, une grande mobilité, et ne paraît pas se diviser.

Le *spirille rouge*, découvert par Miquel, se rapproche du spirillum roseum et du spirillum rubrum.

CLADOTHRIX

1° LIQUÉFIANTS

Parmi les cladothrix, qui s'éloignent beaucoup de notre microbe, citons le *cladothrix rubra*, trouvé dans les sécrétions bronchiques par Ruiz Casaro, qui donne des cultures de coloration rouge vermillon sur gélose, et rouge sur pomme de terre. Ce cladothrix liquéfie la gélatine.

Le *cladothrix carnea*, ou streptothrix carnea de Rossi-Doria, a été isolé, par cet auteur, de l'air. Sur *plaques de gélatine*, les colonies sont radiées ; les plus superficielles, rosées, émettent des prolongements sporifères.

En piqûre dans la gélatine, il se forme de petites colonies arrondies ; le milieu se colore en rose et ne se liquéfie pas complétement.

Sur *gélose*, on obtient des colonies rondes, régulières, de couleur chair ou rouge orangé.

Sur *pomme de terre*, la culture, de même coloration que sur gélose, est verruqueuse.

2° NON LIQUÉFIANT

M. le professeur Rappin a isolé de l'eau deux cladothrix ; le premier, rosé, ne liquéfie pas la gélatine ; il présente des formes variées, parfois complétement arrondies.

Le second, provenant du grand collecteur des eaux de Nantes, ne liquéfie pas non plus la gélatine. Il a une coloration rosée ; sa morphologie est variable.

La *Beggiatoa rosea persicina* colore quelquefois de grandes étendues d'eau.

En résumé, nous croyons que l'erythrobacillus

pyosepticus se différencie nettement des espèces chromogènes décrites ; nous nous sommes attaché à décrire le mieux possible les bactéries qui s'en rapprochent, afin de permettre la comparaison. Disons, en passant, qu'on a peut-être trop de tendance à vouloir considérer les microbes rouges comme des races de quelques bactéries types bien étudiées, et à classer dans la même espèce des germes dissemblables.

Nous possédons pour les caractériser, en dehors des réactions habituelles, un élément précieux qui est le pigment. Il nous est donc possible de les décrire aussi bien, sinon mieux que les autres germes, et de s'attacher à les différencier comme on distingue entre elles des espèces voisines, telles que le colibacille, le bacille d'Eberth et celui de la dysenterie.

L'erythrobacillus pyosepticus se montre pathogène pour tous les animaux de laboratoire, sur lesquels nous avons expérimenté. On peut se demander s'il est virulent pour l'homme. Serait-il la cause d'une des formes de panaris rouges, comme peut le faire penser l'évolution de l'abcès sous-cutané chez le chien et le lapin ? Provient-il, de l'air, de l'eau, de la sueur, de substances contaminées ? Nous et nos amis l'avons recherché souvent sans aucun succès dans l'eau, dans des sueurs rouges. sur des produits alimentaires colorés. Il semble provenir de l'eau, étant donnés ses caractères et son développement dans ce liquide. Malgré sa rareté, l'erythrobacillus pyosepticus est d'une étude intéressante, si l'on considère surtout les trois questions suivantes :

1° Les modifications apportées dans l'aspect de ses cultures par un passage dans un milieu aseptique ;

2° Le parallélisme de l'action des cultures et toxines sur les animaux ;

3° Son passage rapide à travers le placenta.

BIBLIOGRAPHIE

ADAMETZ. — Bakteriologische Untersuchungen über den Reifungsprozess der Käse. *Landwirts. Jahrb.*, XVIII, 1889, p. 242.

ALI-COHEN. — La mobilité spontanée chez les microcoques. *Centralblatt für Bakteriologie*, 1889, VI, p. 33.

D'ARRIGO. — Beitrag zum Studium der erblichen Uebertragung der Tuberkulose durch die Placenta. *Centralb. für Bakt.*, XXVIII, 1900, p. 683.

AUCHÉ. — Sur le cocco-bacille rouge de la sardine. *Comp. rend. de la Soc. de Biologie*, 1894, série 10, 1, p. 16.

AUCHÉ et CHAMBRELENT. — Transmission de la T. par voie transplacentaire. *4e Congrès de médecine interne tenu à Montpellier* du 12 au 16 avril 1898. *La Semaine médicale* du 16 avril 1898, p. 104.

BABÈS. — Von rothen Schweiss. *Centralbl. für die med. Wissensch.*, 1882, n° 19.

BAUMGARTEN. — Ueber experimentelle congenitale T. *Arb. aus dem Inst. zu Tubingen*, I. 1892.

BAGINSKY. — *Centralblatt für Bakteriologie*, 1889, VI, p. 137. *Deutsche med. Wochensch.*, 1889, n° 11.

G. S. BARON. — Sobre un nuevo bacilo chromogeno. *La Union medica de El Salvador*, 1903, n° 5.

DE BARY. — Vorlesungen über Bakterien, 1887, p. 181.

BEAUREGARD. — Note sur un nouveau bacille chromogène, *Soc. de Biologie*, 2 juillet 1898.

BOEKHOUT ET DE VRIES. — Sur un nouveau bacille chromogène. *Centralblatt für Bakteriologie*, 2e sect., 1898, IV, p. 497.

BOLLENHAGEN. — Contribution à l'étude pathologique du placenta, *in Zeitschr. f. geb. u. gyn.*, B J. XLIII, H. I., p. 60.

BREUNIG. — Bakteriologische Untersuchung. Trinkwasser der Stadt Kiel. *Thèse*, 1888.

BRINDEAU. — Un cas de tub. congénitale. *Ann. de méd. et de chirurgie infantiles*, 15 oct. 1899.

BRUYNING. — La brûlure du sorgho et les bactéries qui la provoquent. *Arch. néerl. des sc. exactes et nat.*, série 2, t. I.

CANESTRINI. — *Atti. sc. ven. Em. Sci. nat.*, XI, p. 134.

CANTANI. — Sur un micrococcus chromogène nouveau. *Centralblatt für Bakteriologie*, 1898, XXIII, p. 308.

CATIANO. — Ueber zwei fadenbildende Bakterien, *Cohn's Beitr. zur Biologie der Pflanzen*, VII, 1896, p. 537.

CHARRIN. — *Soc. anatomique*, 1884. *Comptes rendus de la Société de Biologie, de* 1887 à 1890. La maladie pyocyanique, Paris, 1889.

CHARRIN. — Lésions constatées chez les nouveau-nés non tuberculeux, mais issus de mères tuberculeuses. *Bull. de la Soc. de Biologie*, séance du 12 nov. 1898.

CHARRIN ET DUCLERT. — Passage des microbes à travers le placenta. *Société Biologie*, 1894, p. 476.

CHARRIN et GUILLEMONAT. — Placenta et ses propriétés. *La Sem. médic.*, 17 juillet 1901.

CHARRIN ET GLEY. — Influence de l'infection sur les produits de la génération, *Soc. Biologie*, 1881, p. 809.

CHARRIN ET ROGER. — *Comptes-rendus de la Soc. de Biologie*, 1887, 8e série, VI, p. 596.

COHN. — Untersüchungen über Bacterien, II, *Beitrage zur Biologie der Pflanzen*, 1875, 1.

CORNIL ET BABÈS. — Les bactéries.

COZZOLINO. — Etiologie du choléra infantile, *Presse médicale*, 1896.

DELESTRE. — Infection intra-utérine par le pneumocoque de Talamon-Frænkel et pneumococcie généralisée. *Bull. de la Soc. de Biologie*, 5 fév. 1898, p. 150.

DELORE. — De la présence habituelle des microbes dans le placenta et du rôle préservateur des thrombus. *Acad. de méd.*, séance du 20 juillet 1897. *Bull.*, p. 97.

DOWDESWELL.—*Annales de micrographie*, 1888, I, p. 310 à 449. Sur une nouvelle espèce de microbe chromogène, le bacterium rosaceum metalloïdes, *Ann. de microgr.*, 1889.

DUBOIS SAINT-SÉVRIN. — Panaris des pêcheurs et microbe rouge de la sardine, *Ann. de l'Inst. Pasteur*, 1894, VIII, p. 152.

DUCLAUX. — Traité de microbiologie.

DURK. — Infection intra-utérine mixte par le b. d'Eberth et le staphylocoque chez le nouveau-né. *Munch. med. Woch.*, 1896, n° 36.

EHRENBERG. — *Verkandl der Berliner Akademie*, 1839.

EHRLICH. — Ueber immunitat durch Vererbung und Saübung, *Zeitschr. für Hygiene*, XII, 1892.

EISENBERG. — Bakteriologische Diagnostic. 3e éd., 1891.

ESMARCK. — Ueber die Reincultur eines Spirillum, *Centralbl. für Bakt.*, I, 1887, p. 225.

FLÜGGE. — Die Mikroorganismen, 1896.

FORDOS. — *Comptes-rendus de l'Acad. des Sc.*, 1869. LI, p. 215.

L. FORTINEAU. — Note sur un bacille rouge pathogène. *Gazette médicale de Nantes*, 18 janvier 1902.

FRANK. — *Beitrag zur Biol. der Pflanzen*, I, 3e p., p. 181.

G. et P. FRANKLAND. — Studies on some new micro-organisms obtained from air, *Philosoph Transact. of the R. Soc. of London*, vol. CLXXVIII B., 1887.

FREUND. — Ein Beitrag zur Keuntiss chromogener Spaltpilze und ihrer Vorkommen in der Mundhöle. *Thèse d'Erlangen*, 1893.

FRICK. — *Virchow's archiv.*, CXVI, p. 292.

GAËRTNER. — Ueber die Erblichkeit der T., *Zeitschr. für Hygiene*, XIII, 1893, p. 101.

GESSARD. — *Annales de l'Institut Pasteur*, 1892, p. 801. De la pyocyanine et de son microbe, Paris, 1882. *Annales de l'Institut Pasteur*, 1890, II, p. 88. *Idem*, 1891, V, p. 65 à 737. *Idem*, 1892, VI, p. 801.

GIGLIO. — Patologia dell'uovo e su etiologia. Ricerche anatomo-istologiche sulle alterazioni deciduo-placenta-fetali in relazione con le malattie trasmissibile dei genitori. *Archivio italiano di ginecologia*, 31 août 1898, p. 330.

GLOBIG. — Ueber einen Kartoffel. Bacillus mit ungevöhnlich widerstanfähigen Sporen. *Zeitschr. für Hygiene*, III, 1888, p. 322.

GORINI. — *Giornale della R. Societa ital. d'Igiene*, XVI, n° 1. *Centralblatt für Bakteriologie*, 1896, XX, p. 94. Studi sperimentali sull latte, Roma, 1892.

GROTENFELT. — Sur le lait rouge. *Fortschritte der medizin*, 1889, n° 2.

GRUBER. — *Arbeiten aus dem bakteriolog. inst. Hochschule zu Karlsruhe*, 1895, 1, p. 182. Ueber einen die milch rosafärbenden Bacillus, B. lactorubefaciens. *Centralblatt für Bakt.*, 2te *Abth.*, VIII, 1902, p. 457.

GUIGNARD et CHARRIN. — *Comptes-rendus de l'Académie des sciences*, 1888, CV, p. 1192.

HOLSCHEWNIKOFF. — *Annales de micrographie*, 1888, I, p. 257.

JORDAN. — *The botanical Gazette*, 1899, XXVII, p. 19. *Report mass. State Board of Health*, 1890, II, p. 835.

KEFERSTEIN. — Ein neuer farbstoffbildenden micrococcus aus rother Milch. *Centralblatt für Bakteriologie*, 1897, XXI, p. 177.

KERN. — Beitrag zur Keuntniss ver im Darme und magen der Vögel vorkommenden Bakterien, *Arb. aus der Bakt. inst. der techn. Hochschule zu Karlsruhe*, I, 1897, p. 485.

KOUBASSOFF. — Passage des microbes pathogènes de la mère au fœtus. *C. r. de l'Acad. des sc.*, C. 1885, p. 172, et CI, p. 451.

KRAFT. — Beiträge zur Biologie des Bacterium Prodigiosum und zum chemischen Verhalten seines Pigmentes. *Thèse de Wurtzbourg*, 1902.

KUNTZE. — *Zeitschr. für Hygiene*, XXXIV, 1900, p. 169.

LAURENT. — Variabilité du bacille rouge de Kiel. *Annales de l'Institut Pasteur*, 1890, III, p. 465.

LE DANTEC. — Etude de la morue rouge. *Annales de l'Institut Pasteur*, 1891, V, p. 656.

LEGRAIN. — Sur le cocco-bacille rouge de Globig. *Rev. méd. de l'Est*, 1888, p. 595.

LEHMANN ET NEUMANN. — Atlas und grundriss der Bakteriologie, Munich, 1896.

LEPIERRE. — *Annales de l'Institut Pasteur*, 1895, IX, p. 643.

LIBORIUS. — Contribution à l'étude du besoin d'oxygène des bactéries. *Zeitschr. fur Hygiene*, I, 1886, p. 115.

LINDNER. — Die sarcina organismen der garunsgewerbe, p. 45, Berlin, 1888.

LOIR. — Notes sur plusieurs cas d'empoisonnements par sardines rouges. *Soc. Biologie*, 1894.

LUSTIG. — Ein rother Bacillus in Flusswasser. *Centralblatt für Bakter.*, 1890, VIII, p. 33.

MACÉ. — Traité de Bactériologie, Paris, 1904.

MARX. — Bakteriologische mittheilungen. Pathogenität. des Bacillus prodigiosus, *Arch. für Klin. chir.*, LVII. 1900, p. 346.

MARFAN. — Pneumococcie congénitale. *Revue prat. d'obs. et de Pédiatrie*, sept.-oct 1896, p. 286.

M. D. — Pneumoc. congénitale. *Journal des praticiens*, 14 nov. 1896, p. 728.

MENGE. — *Centralblatt für Bakteriologie*, 1889, VI, p. 596.

MIFFLET. — Untersuchungen über die in der Luft suspendirten Backterien, *Beïtrage zur Biologie der Pflanzen*, 1879, III, p. 119.

MIQUEL. — Manuel pratique d'analyse bactériologique des eaux, Paris, 1891, p. 116.

MIQUEL ET CAMBIER. — Traité de Bactériologie pure et appliquée, Paris, 1902.

NICOLLE. — Matières colorantes et microbes, Paris, 1899.

PEISER. — Contribution à la path. du placenta. *Monat. f. geb. und. gyn.*, 1899, Bd. X., H. S., p. 613.

PERTY. — Zur Keuntniss Kleinster Lebensformen, Berne, 1852.

PETROV. — Ueber einen neuen rothen farbstoffbildenden Bacillus. *Arb. aus dem bakt. institut der techn. Hochshule zu Karlsruhe*, II, 1902, p. 273.

PRILLIEUX. — Corrosion des grains de blé colorés en rose par des Bactéries. *Bull. de la Soc. Botan*, 1874, p. 31.

RITTER. — Zur Physiologie des Bacillus Prodigiosus, *Centralbl für Bakt. 2te Abth.*, VI, 1900, p. 206.

ROGER. — Sur l'inoculation du charbon symptomatique au lapin. *Soc. Biologie*, 1889.

ROQUES. — Influence de la chaleur et de la lumière sur la fonction chromogène du m. prodigiosus, *Assoc. fr. pour l'avanc. des sc.*, 31e session, 1902, p. 235.

ROSENBERG. — Beïtrage zur Keuntniss der Bacterienfarbstoffe, in besondere der gruppe des B. prodigiosus. *Thèse de Wurtzbourg*, 1899.

RUIZ-CAZARO. — *Chron. méd. quim. de la Habana*, 1893, no 3.

SANCHEZ-TOLEDO. — Recherches expérim. sur la transmission de la T. de la mère au fœtus. *Arch. de méd. expér.*, 1889, p. 511.

SANTORI. — Su di una nuova forma di setticemia sin supportasi di alcuni pollai di Roma caustata di una coccobatterio chromogeno. *Ann. d'Igiene sperim.*, VI, 1896.

SATULLO. — Studio anatomico clinico sperimentale sull'infarto della placenta in relazione colle malattie infettive della madre. *Gaz. delli osped.*, 8 mai 1898.

SCHEIBENZUBER. — *Allgem. Wien. med. Zeitung*, 1889, p. 171.

SCHEURLEN. — Geschichtliche und experimentelle studien über den Prodigiosus. *Arch. für Hygiene*, 1896, XXVI, p. I.

SCHNEIDER. — *Arb. aus dem bakt. Inst. der Techn. Hochschule zu Karlsruhe*, I, p. 212.

SCHNÈTZLER. — Ueber eine rothe Farbung des Bretsees. *Bot. Centrabl.*, 1887, no 33.

Scholl. — *Fortschritte der Medizin.* VII, p. 46.

Schottelius.— Biologische Untersuchungen über der Micrococcus prodigiosus. Leipzig, 1887.

Speier. — Passage de la mère au fœtus du b. typhique. *Centralbl. für gynäk.*, 16 oct. 1897, n° 41, p. 1263.

Sternberg. — A manual of Bacteriology, New-York, 1892, p. 718.

Tachard. — Des lavoirs publics ou privés. *Assoc. fr. pour l'avanc. des sc., Congrès d'Ajaccio*, 1901.

Tataroff. — Die Dorpater Wasserbakterien. *Thèse de Dorprat*, 1891.

Tchistovitsch et Yourewitsch. — De la morphologie du sang des fœtus de lapin et de cobaye, et de l'influence de l'injection du sang de la femelle sur le sang de ses fœtus. *Ann. de l'Inst. Pasteur*, 25 oct. 1901.

Thévenin. — Contribution à l'étude des bactéries chromogènes. Recherches sur un bacille rouge pathogène. *Thèse de Toulouse*, 1898.

Voges. — Sur quelques bactéries pigmentées de l'eau. Iéna, 1893.

Wasserzug. — Variations durables de la forme et de la fonction chez les bactéries. *Ann. de l'Inst. Pasteur*, 1887, I, p. 581 — 1888, 11, p. 153.

Weibel. — *Centralblatt für Bakteriologie*, 1888, IV, p. 225-257 et 289.

Widal et Wallich. — Infection à streptocoque avant l'accouchement, transmise de la mère au fœtus, *Bull. méd.*, 9 mars 1898, p. 231. 1888, II, p. 153.

Zimmermann. — Die bakterien unserer trink und nutzwassers *Chemnitz*, 1890, p. 76.

TABLE DES MATIÈRES

PREMIÈRE PARTIE

DEUXIÈME PARTIE

Bactéries rouges.

A. — Les bacilles rouges.

B. Les Microcoques Rouges.

C. Spirilles.

D. Cladothrix.

Imp. de la Faculté de médecine, H. JOUVE, 15, rue Racine, Paris

ERRATUM

Page 12, au lieu de cube, *lire* carré.

Page 134, *ne pas lire* B. IMMOBILES.

Page 136, *reporter l'étude* du Bactérium rosaceum metalloïdes dans la catégorie des bacilles liquéfiants immobiles, page 129.

Page 147, au lieu de spirillum rubrum, *lire* spirillum rufum.

Page 152, au lieu de Charrin et Guillemenet, *lire* Charrin et Guillemonat.

Page 164, au lieu de spirillum rafum, *lire* spirillum rufum.

www.ingramcontent.com/pod-product-compliance
Ingram Content Group UK Ltd.
Pitfield, Milton Keynes, MK11 3LW, UK
UKHW012033240726
13965UKWH00002B/769

9 782013 550550